Frühdefibrillation

Anschrift der Verfasser:
Martin Gruner
DRK-Landesverband Rheinland-Pfalz
Abteilung II
Mitternachtsgasse 4
55116 Mainz

Steffen Stegherr
Johannes Veith
Lehranstalt für Rettungsdienst
des DRK Landesverbandes Rheinland-Pfalz
Bauerngasse 7
55116 Mainz

Die Deutsche Bibliothek - CIP-Einheitsaufnahme

Gruner, Martin: Frühdefibrillation / Martin Gruner/
Steffen Stegherr/Johannes Veith. - Edewecht ; Wien :
Stumpf und Kossendey, 2002
ISBN 3-932750-72-1

© Copyright by Verlagsgesellschaft
Stumpf & Kossendey m.b.H., Edewecht, 2002
Satz: Weiß & Partner, Oldenburg
Druck: Media-Print, Paderborn

Frühdefibrillation

Martin Gruner
Steffen Stegherr
Johannes Veith

Verlagsgesellschaft Stumpf & Kossendey m.b.H., Edewecht · Wien

Inhaltsverzeichnis

Vorwort 7

1 Grundlagen 9

2 Anatomische und physiologische Grundlagen .. 13
2.1 Anatomie des Herzens 14
2.1.1 Lage des Herzens.. 14
2.1.2 Aufbau des Herzens 16
2.1.3 Gefäßanschlüsse des Herzens 16
2.1.4 Funktion des Herzens..................................... 19
2.2 Physiologie des Herzens 21
2.2.1 Erregungsbildungs- und -leitungssystem..... 21
2.2.2 Das normale EKG 23
2.3 Pathophysiologie des Herzens 26
2.3.1 Herzrhythmusstörungen 26
2.3.2 Wiedererregungskreise (Re-entry-Schleifen). 28

3 Gerätekunde 31
3.1 Grundlagen 31
3.2 Einteilung der Defibrillatoren 34
3.3 Automatisierte externe Defibrillatoren (AED) 36
3.4 Dokumentation 38
3.5 Medizinproduktegesetz und Medizinprodukte-Betreiberverordnung 47

4 Aus- und Fortbildung.. 55
4.1 Struktur und Dauer der Ausbildung.............. 56
4.2 Anforderungen... 59
4.2.1 Grundeinweisung / Zertifizierung 59
4.2.2 Trainingsveranstaltung / Rezertifizierung 59
4.2.3 Instruktoren / Multiplikatoren 64
4.2.4 Ärztlicher Koordinator..................................... 67

4.3	Didaktische Aspekte der Ausbildung	69
4.3.1	Videoaufzeichnung	70
4.3.2	Nachbesprechung	71
4.3.3	Fallbeispiel	72
4.4	Umsetzung in die Praxis	74
4.4.1	Dokumentation	79
4.4.2	Dokumentationsinhalte	79
4.4.3	Datenqualität	80

5 Leitlinien 2000 zur Reanimation 85

5.1	Leitlinien zur Basisreanimation - BLS	85
5.2	Leitlinien zur Frühdefibrillation	91
5.2.1	Frühdefibrillation durch Laienhelfer	91
5.2.2	Frühdefibrillation durch nichtärztliches medizinisches Fachpersonal	93
5.3	Algorithmus Basisreanimation	96
5.4	Ablaufschemata zur Frühdefibrillation	97

6 Forderungen 103

Anhang 107
Bundesarbeitsgemeinschaft Erste Hilfe:
Grundsätze zur Frühdefibrillation durch Laien 107
Literatur 114
Abbildungsnachweis 116

Vorwort

Die Bundesrepublik Deutschland besitzt eines der am besten ausgebauten und effektivsten Rettungsdienstsysteme der Welt. Ein breites und engmaschiges Netz von Rettungswachen und Notarztstützpunkten gewährleistet zu fast jeder Zeit an fast jedem Ort schnelle und fachkundige medizinische Hilfe. Nur das Rettungsdienstpersonal kann nicht überall sein. Jeden Tag stößt daher das System an seine vorgegebenen Grenzen. Wo dies geschieht und in der Zeit bis zum Eintreffen des Rettungsdienstpersonals soll und muss der Laienhelfer einspringen.
Der unerwartete Kreislaufstillstand, mit annähernd 140.000 betroffenen Menschen im Jahr, ist eine der häufigsten Todesursachen in der Bundesrepublik Deutschland. Trotz des hervorragenden Rettungsdienstes ist die Überlebenschance ohne schwere Folgeschäden sehr klein. Die raschen Handlungen aus der Überlebenskette - Alarmierung des Rettungsdienstes, rasche und effektive Basismaßnahmen durch Laienhelfer, erweiterte Maßnahmen der Reanimation durch geschultes Rettungsdienstfachpersonal, fachgerechter Transport - können die beschriebene Lücke nicht vollständig schließen.
Dank der zunehmenden Verbreitung der Defibrillation, insbesondere durch Laien, werden in Zukunft deutlich mehr Menschen ohne Folgeschäden den plötzlichen Kreislaufstillstand überleben. Der technische Fortschritt bei einfach zu bedienenden, automatisierten externen Defibrillatoren (AED) ist hierbei maßgeblich entscheidend, weil die Instruktion der Helfer, die Anwendung der Defibrillation im Alltag und der Umgang mit den Defibrillatoren dadurch wesentlich vereinfacht wird. Ihre rasche Anwendung ist von wesentlicher Bedeutung für das Überleben der Betroffenen.
Das vorliegende Buch entspricht den gültigen internationalen Empfehlungen des International Liaison Committee on Resuscitation (ILCOR), in dem der European Re-

suscitation Council (ERC) und die American Heart Association (AHA) Mitglieder sind. Das Buch richtet sich an alle, die sich als Anwender, Ausbilder oder sonstwie mit der AED-Schulung beschäftigen und damit dazu beitragen, aus der „kleinen Pflanze Frühdefibrillation" einen großen Baum wachsen zu lassen, mit dessen Hilfe Menschenleben gerettet werden können. Besonders Unterrichtenden soll mit dem Buch eine Hilfestellung bei der Ausarbeitung und Durchführung von Kursen gegeben werden. Inhalte sind daher neben Themen wie Anatomie, Physiologie, Gerätekunde und Medizinproduktegesetz auch Vorschläge zu Inhalten und zur Durchführung von AED-Schulungen als Ersteinweisung mit Zertifizierung für Anwender und für deren anschließende Rezertifizierung.

Doch nicht nur Kursleiter finden hier wichtige Tipps und Hinweise, sondern auch alle, die sich mit der Frühdefibrillation und den AED-Geräten beschäftigen und dieses wichtige Thema in ihrem Haus, Betrieb, ihrer Firma oder Verwaltung verwirklichen möchten.

Nicht zuletzt kann und soll dieses Buch auch als Nachschlagewerk für eingewiesene und geschulte Anwender dienen, die „mehr als nur eine reine Schulung" hinter sich gebracht haben. Auch interessierte Betriebshelfer, Betriebssanitäter und Mitarbeiter der Hilfsorganisationen werden hier fündig - mithin alle, die mit der Frühdefibrillation zu tun haben.

Unser Dank gilt dem S+K-Verlag für seine Entscheidung, das Buch mit uns gemeinsam zu realisieren, sowie denjenigen, die uns bei der Arbeit geholfen haben und uns mit ihren Gedanken und Ideen zur Verfügung standen.

„Mit den heutigen technischen Möglichkeiten der automatisierten externen Defibrillation sollte jeder Laie defibrillieren können, gar nicht zu reden von Rettungssanitätern. Wer dies nicht erkennen oder verstehen will, der versteht nicht, wie die Menschen sterben." (Peter Safar, 1986)

Die Autoren

1 Grundlagen

M. Gruner,
St. Stegherr,
J. Veith

Etwa 15% aller rettungsdienstlichen Einsätze in der Bundesrepublik Deutschland entfallen auf Unfälle wie z.B. Verkehrs- und Sportunfälle. Demgegenüber stehen etwa 70% internistische Erkrankungen, von denen wiederum 2/3 als kardiale Notfälle oder Herznotfälle einzustufen sind. Die häufigste Todesursache in Deutschland ist der Herzinfarkt. Grund ist meist eine akut nachlassende Herzleistung infolge schwerwiegender Herzrhythmusstörungen (plötzlicher Herztod).

plötzlicher Herztod

Die Überlebenschance bei einem plötzlichen Herztod hängt entscheidend vom Beginn der Wiederbelebungsmaßnahmen ab. Diese müssen in den ersten 3 - 5 Minuten beginnen und durch erweiterte Maßnahmen wie die Defibrillation ergänzt werden. Bei ca. 80% aller Herz-Kreislauf-Stillstände besteht primär ein Kammerflimmern. Durch die Basisreanimation mit Thoraxkompression und Beatmung wird zwar die Pumpfunktion des Herzens weitestgehend ersetzt, das Kammerflimmern selbst bleibt jedoch unbehandelt. Das Herz verzehrt sich in seinem Flimmern; der hohe Energieverbrauch der Zellen führt zu irreversiblen Schäden an den Herzmuskelzellen.

Basisreanimation

Da die elektrische Defibrillation die einzige wirksame Methode ist, das Kammerflimmern zu beenden, muss die Defibrillation so früh wie möglich erfolgen. Nur so kann das bestmögliche Ergebnis bei einer Wiederbelebung erreicht werden. Die Frühdefibrillation, z.B. durch Laien, ist folglich keine Maßnahme in Konkurrenz zum Rettungsdienst, sondern muss als Überbrückung eines therapiefreien Intervalls verstanden werden. Insgesamt kann so zu einer erhöhten Effektivität des Rettungsdienstes beigetragen werden.

Frühdefibrillation

Wenn man bedenkt, dass jährlich in der Bundesrepublik Deutschland ca. 140.000 Menschen einen plötzlichen Herztod erleiden, wäre es wünschenswert, wenn so viele Menschen wie möglich in den Maßnahmen der Reanimation sowie im Umgang mit einem Defibrillator geschult würden. Da seit einigen Jahren die Entwicklung der Defibrillatoren rasch vorangeschritten ist, stehen heute dem Anwender einfach zu bedienende und mit einer hohen Sicherheitsstufe versehene Geräte zur Verfügung. Diese Geräte analysieren selbstständig die elektrische Aktivität des Herzens und empfehlen bei Bedarf eine Defibrillation durchzuführen. So muss beim Anwender kein besonderes medizinisches Fachwissen vorausgesetzt werden.

Schulung — (margin)

Das bedeutet auch, dass nicht nur die Verbreitung bzw. Stationierung von Defibrillatoren im Vordergrund stehen darf, sondern mindestens in gleichem Umfang die Schulung von Laien in der Basisreanimation und der Frühdefibrillation mit automatisierten externen Defibrillatoren (AED´s). Nur so kann der oft formulierten Forderung nach der selbstverständlichen Installation von AED´s - analog zu Feuerlöschern - nachgekommen werden. Gefordert werden muss eine Sensibilisierung der Bevölkerung für die Problematik des plötzlichen Herztods und für dessen effektive Bekämpfung. Denn jeder Mensch kann nur die Hilfe erfahren, die er bereit ist zu geben. Neben dieser ethisch-moralischen Verpflichtung des Einzelnen steht auch der § 323c StGB („unterlassene Hilfeleistung"). Dieser Paragraph verpflichtet jeden dazu, nach Ausbildung, Zumutbarkeit und Material die bestmögliche Hilfe zu leisten.

unterlassene Hilfeleistung — (margin)

Ein medizinisch indizierter Eingriff in die Unversehrtheit eines Menschen stellt ohne dessen Einwilligung eine Körperverletzung dar. Eine solche Maßnahme kann also nur mit dem uneingeschränkten Einverständnis des Hilfsbedürftigen (Einwilligung), und zwar unter Berücksichtigung der anerkannten Behandlungsregeln, durchge-

Einwilligung — (margin)

führt werden. Da aber ein Patient mit Herz-Kreislauf-Stillstand in der akuten Situation seinen Willen nicht äußern kann, muss von seiner „mutmaßlichen Einwilligung" ausgegangen werden. Denn jeder Betroffene dürfte sich die bestmögliche medizinische und technische Hilfe von dem am besten ausgebildeten Ersthelfer vor Ort wünschen.   *mutmaßliche Einwilligung*

Eine saubere rechtliche Regelung zur Frühdefibrillation, wie sie mittlerweile in Österreich und anderen europäischen Staaten besteht, wäre auch für die Bundesrepublik Deutschland wünschenswert.   *klare Regelung erforderlich*

2 Anatomische und physiologische Grundlagen

St. Stegherr

Der menschliche Körper ist für eine geregelte Funktion auf die Zusammenarbeit von Hirnfunktion (Bewusstsein), Atmung und Kreislauf angewiesen. Da das Gehirn auch ohne vorhandenes Bewusstsein Regel- und Steuerungsprozesse durchführen kann, ist es besser, die Bezeichnung Hirnfunktion anstelle von Bewusstsein zu verwenden. Aufgrund ihrer Bedeutung werden die drei Funktionen auch als die lebenswichtigen Funktionen (Vitalfunktionen) bezeichnet. Besteht eine Einschränkung nur einer dieser Funktionen oder fällt nur eine Funktion aus, so besteht für den Betroffenen eine akute Lebensgefahr.

Bewusstsein, Atmung, Kreislauf

Ein Beispiel: Fällt die Hirnfunktion aus, so kommt es zur Bewusstlosigkeit. Aufgrund der Bewusstlosigkeit kann

Bewusstlosigkeit

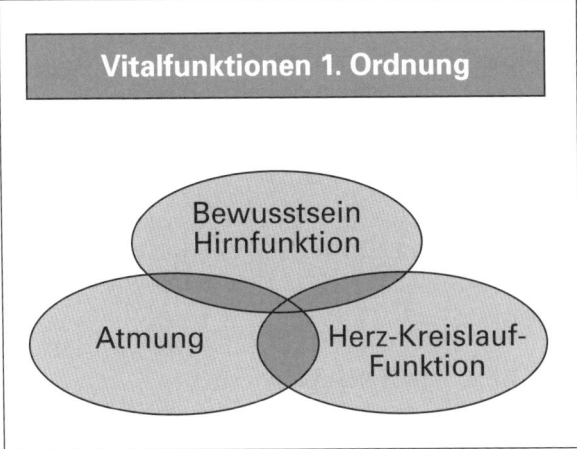

Abb. 1: Vitalfunktionen

es durch das Zurücksinken der Zunge zur mechanischen Verlegung der Atemwege kommen. Infolge dieser Atemstörung fehlt dem Organismus der lebensnotwendige Sauerstoff. Im weiteren Verlauf kommt es zum Ausfall der Herz-Kreislauf-Funktion.

Herzinfarkt Ein anderes Beispiel ist eine Herzrhythmusstörung infolge eines Herzinfarkts. Normalerweise pumpt ein gesundes Herz das Blut mit dem benötigten Sauerstoff zu den Organen. Bei einer Einschränkung oder gar dem Ausfall der Herz-Kreislauf-Funktion kommt es zu einer Unterversorgung des Gehirns mit Sauerstoff. Das Gehirn ist aber auf die Versorgung mit dem lebensnotwendigen Sauerstoff angewiesen. Bei Sauerstoffmangel im Gehirn kommt es innerhalb weniger Sekunden zur Bewusstlosigkeit, nach 3 - 4 Minuten ist mit Hirnschäden und bereits nach 10 Minuten mit dem Eintritt des Hirntods zu rechnen.

O_2-Versorgung Da eine optimale Sauerstoffversorgung der Gewebe und besonders des Gehirns auf Dauer nur durch ein funktionsfähiges Herz gewährleistet werden kann, muss bei einem Herz-Kreislauf-Stillstand die regelrechte Herzfunktion schnellstmöglich wiederhergestellt werden. Dies und die optimale Sauerstoffversorgung der dem Herz nachgeschalteten Organe erreicht man durch die Herz-Lungen-Wiederbelebung mit frühestmöglicher Defibrillation.

2.1 Anatomie des Herzens

Die Kenntnisse der anatomischen Besonderheiten des Herzens und des Kreislaufs sind außerordentlich wichtig für die richtige und effektive Durchführung der Wiederbelebung.

2.1.1 Lage des Herzens

Das Herz ist ein muskuläres, etwa faustgroßes Hohlorgan
Kreislauf und dient als Pumpe im großen (Körperkreislauf) und kleinen Kreislauf (Lungenkreislauf). Das Herz liegt im

Thorax

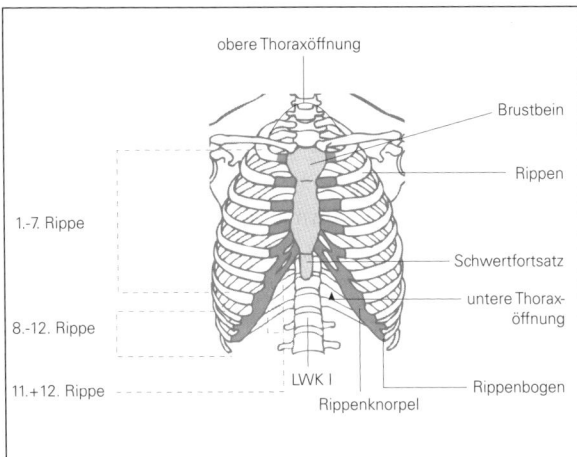

Abb. 2: Der knöcherne Brustkorb

Lage des Herzens

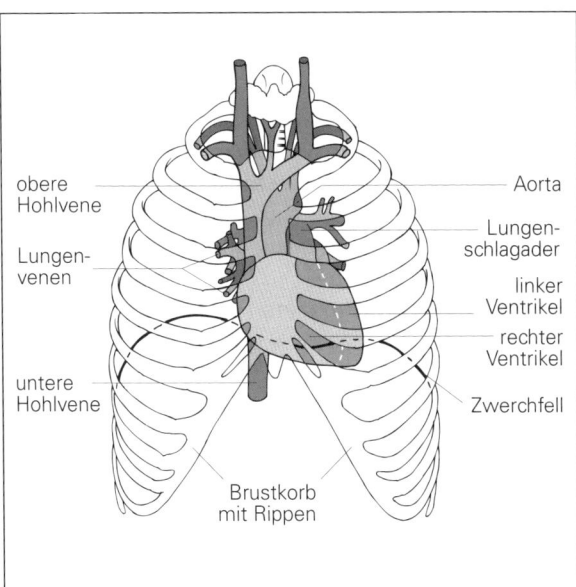

Abb. 3: Lage des Herzens im Brustkorb

Brustkorb (Thorax) hinter dem Brustbein (Sternum) und vor der Wirbelsäule. Der knöcherne Brustkorb besteht aus zwölf Rippenpaaren, von denen jeweils sieben direkt mit Sternum und Wirbelsäule verbunden sind, zwei indirekt über Knorpel zum Sternum ziehen und drei frei enden.

Knochentastpunkte Wichtige Knochentastpunkte zum richtigen Aufsuchen des Druckpunkts und zum korrekten Anbringen der Defibrillationselektroden sind das Sternum, der Schwertfortsatz (Xiphoid), der Rippenbogen und das Schlüsselbein (Klavikula).

In seiner Längsachse liegt das Herz schräg im Thorax. Die Längsachse verläuft von hinten oben rechts zur Herzspitze nach vorne unten links. Das durchschnittliche Herzgewicht beträgt etwa 0,5% des Körpergewichts, also ungefähr 350 - 500 g.

2.1.2 Aufbau des Herzens

Herzkammern Die Herzscheidewand (Septum) unterteilt das Herz in eine linke und eine rechte Hälfte. Beide Hälften bestehen jeweils aus einem *Vorhof (Atrium)* und einer *Kammer (Ventrikel)*. Die Grenze zwischen Vorhof und Kammer wird von der Ventilebene gebildet, in der sich die Segel- und Taschenklappen befinden. Sie erhalten ihren Namen durch ihre Form, Funktion und Lage im Herzen.

Herzbeutel Das gesamte Herz wird vom Herzbeutel umgeben, der aus der Herzaußenhaut (Epikard) und dem darumliegenden Perikard gebildet wird. Epikard und Perikard gehen an der Umschlagfalte ineinander über. Nach innen schließt sich dem Herzbeutel der Herzmuskel (Myokard) an, der wiederum von der Herzinnenhaut (Endokard) ausgekleidet ist.

2.1.3 Gefäßanschlüsse des Herzens

Vv. cavae In den rechten Vorhof münden die *untere und die obere Hohlvene* (V. cava inferior et superior), die sauerstoffarmes Blut aus dem Körper zurück zum Herzen führen. Ein weiterer Zufluss zum rechten Vorhof wird von den *Koronarvenen* gebildet, die sich kurz vor der Einmündung in den Vorhof vereinigen (Sinus coronarius), um das sauerstoffarme Blut des Herzmuskels zum rechten Vorhof zu leiten. Vom rechten Vorhof gelangt das Blut durch eine dreizipflige Segelklappe (Trikuspidalklappe) in die rechte Kammer und von dort durch die Pulmonalklappe über den Lungenarterienstamm (Truncus pulmonalis) in die *Lungenarterien (Aa. pulmonales)*. Im nun folgenden Lungenkreislauf wird Sauerstoff an das Blut gebunden und Kohlendioxid (CO_2) an die Lunge abgegeben. Über vier *Lungenvenen (Vv. pulmonales)* gelangt das Blut zurück zum Herzen, genauer gesagt, zum linken Vorhof. Von dort wird das Blut über die zweizipflige Segelklappe (Mitralklappe oder Bikuspidalklappe) in die linke Kammer geleitet, um von dort über die Aortenklappe die *große Körperschlagader (Aorta)* zu erreichen.

Koronarvenen

Aorta

Über den sich anschließenden Körperkreislauf gelangt das mit Sauerstoff und Nährstoffen beladene Blut in die Körperperipherie, wo die Abgabe der Stoffe an das Gewebe erfolgt und im Gegenzug CO_2 sowie weitere Stoffwechselendprodukte aufgenommen werden. Diese gelangen letztlich über die Hohlvenen wieder zum Herzen zurück.

Die *Koronararterien* entspringen der Aorta direkt hinter der Aortenklappe. Sie führen sauerstoff- und nährstoffreiches Blut zu den Herzmuskelzellen, nehmen dort Stoffwechselendprodukte auf und leiten diese in den Koronarvenen zurück in den rechten Vorhof. Auf diese Weise wird die Übersäuerung des Herzmuskels durch einen vermehrten Anfall saurer Stoffwechselendprodukte vermieden.

Koronararterien

Die Koronararterien sind so genannte funktionelle Endarterien. Dies bedeutet, dass sie nicht wie Arterien anderer Gewebe Umgehungskreisläufe bilden können, son-

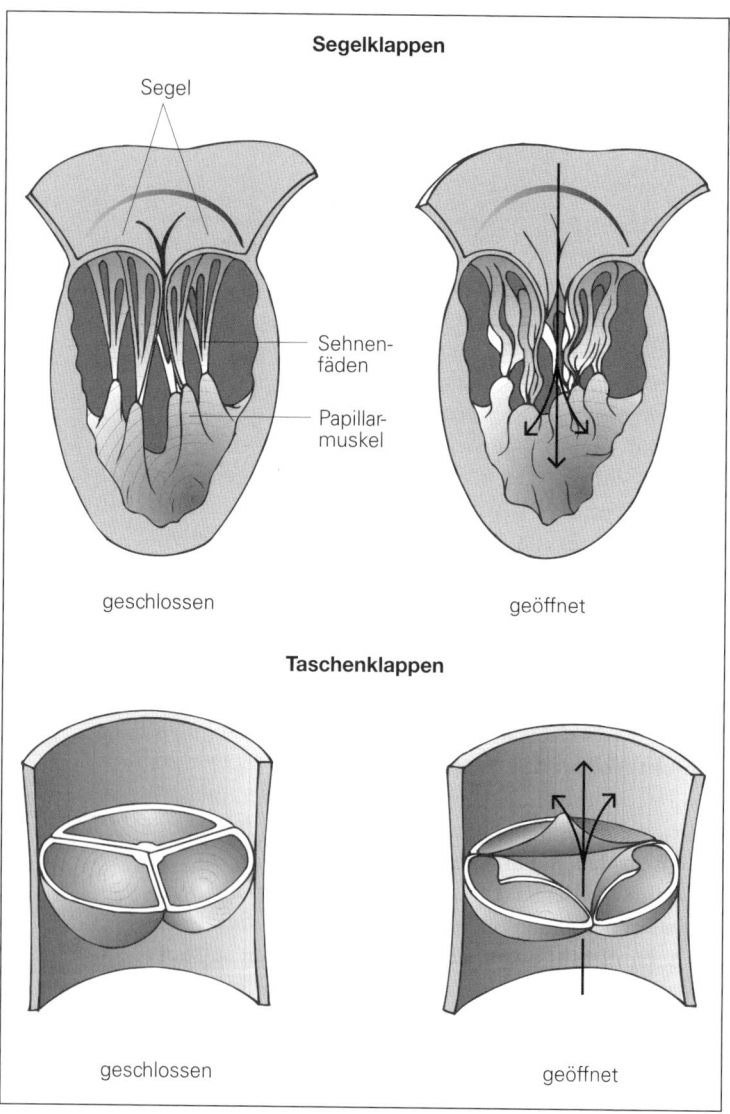

Abb. 4: Segel- und Taschenklappen

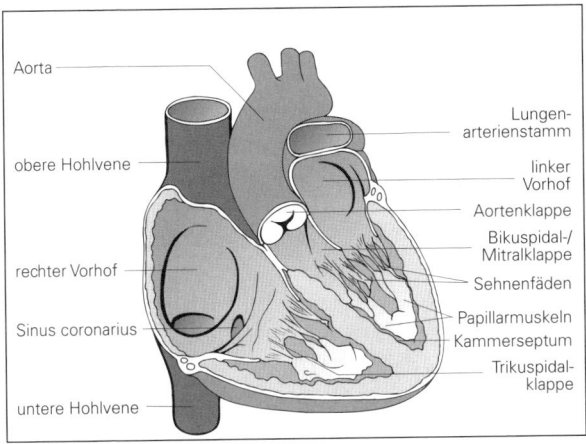

Abb. 5: Ansicht des Herzens

dern explizit für ein bestimmtes Versorgungsgebiet zuständig sind. Kommt es zum Verschluss eines solchen Gefäßes, wird das nachgeschaltete Gebiet nicht mehr oder nur noch unzureichend mit Sauerstoff und Nährstoffen versorgt - die betroffene Person erleidet einen Herzinfarkt. Der Herzmuskel stirbt ab.

Herzinfarkt

2.1.4 Funktion des Herzens

Der Herzmuskel besteht aus spezifischen Herzmuskelzellen, die sich sowohl sehr schnell kontrahieren als auch extrem ausdauernd arbeiten können. Außerdem sind die Herzmuskelzellen in der Lage, elektrische Impulse zu erzeugen und weiterzuleiten.

Herzmuskelzellen

Die gesamte Muskulatur des Herzens entspannt und kontrahiert sich abwechselnd. So laufen die Herzaktionen in einem sich immer wiederholenden zweiphasigen Zyklus ab, dessen Phasen Systole und Diastole genannt werden. Die *Systole* bezeichnet das Zusammenziehen von Vorhof- und Kammermuskulatur, wobei sich zeitlich gesehen die Vorhofmuskulatur vor der Kammermuskulatur

Systole

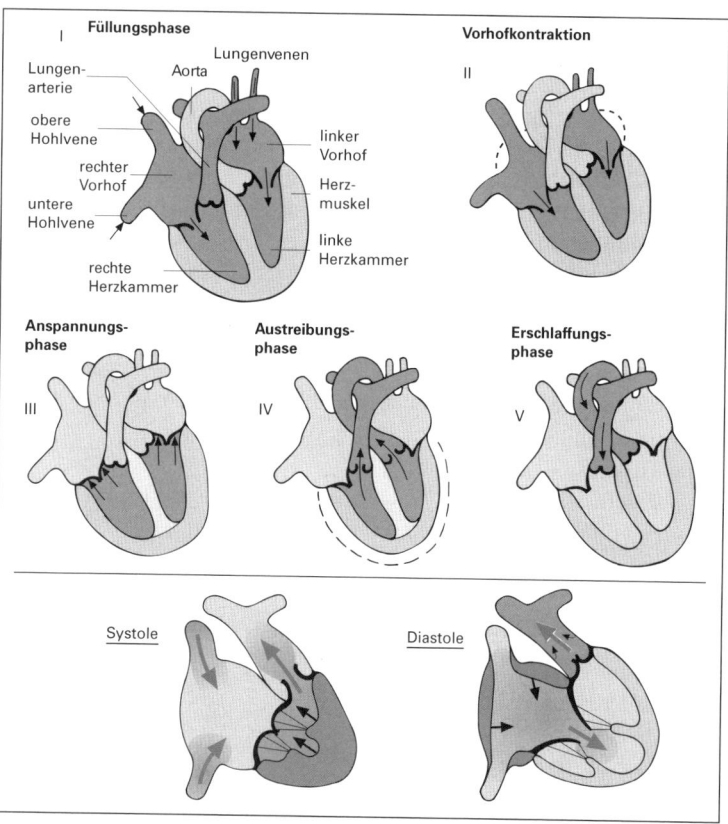

Abb. 6: Arbeitsphasen des Herzens

kontrahiert, um so die Kammerfüllung zu gewährleisten. In der Kammersystole kommt es zum Auswurf des Blutes aus der linken Kammer in die Aorta (Hauptschlagader) und somit in den Körperkreislauf. Aus der rechten Kammer gelangt gleichzeitig das Blut über die Lungenarterien in die Lunge, wo es wieder mit Sauerstoff beladen wird.

Diastole Die *Diastole* bezeichnet die Entspannung der Vorhöfe und Kammern und somit die Erweiterung der Herzinnenräume. Durch diese Wanddehnung wird das Blut im geschlossenen Kreislaufsystem unter dem entstehenden Sog ins Herz „gezogen". In der Diastole erfolgt auch die Versorgung des Herzmuskels mit Sauerstoff und Nährstoffen über die Herzkranzgefäße (Koronarien). Sie haben in der Diastole ein größeres Lumen, da sich der sie umgebende Herzmuskel entspannt und sie somit nicht weiter einschnürt.

Das Herz schlägt bei einem gesunden Erwachsenen etwa 60- bis 80-mal pro Minute. Die beim Zusammenziehen und Auswerfen des Blutes entstehende Welle ist als Puls an den entsprechenden Gefäßen (A. carotis, A. radialis) zu tasten. Die Herzfrequenz ist abhängig vom Alter, vom Trainingszustand und vom momentanen Belastungszustand.

Puls

Das bei einer Kontraktion ausgeworfene Volumen ist von der Füllungszeit (Frequenz) und von der Kraft des Herzens abhängig. Normalerweise pumpt das Herz pro Schlag etwa 140 ml Blut in die Gefäße. Bei einer Herzfrequenz von 60 Schlägen pro Minute entspricht das einem Herzminutenvolumen von 8.400 ml.

Herzminutenvolumen

2.2 Physiologie des Herzens

Um den Sinn und den Vorgang einer Defibrillation verstehen zu können, sollten zuerst die normalen, am gesunden Herzen stattfindenden elektrischen Vorgänge der Erregungsbildung und Erregungsleitung nachvollziehbar sein. Nur so kann der spätere Anwender des AED auch begreifen, was er mit diesem einen, einfachen, kurzen Tastendruck bewirkt.

2.2.1 Erregungsbildungs- und -leitungssystem

Das aus spezifischen Herzmuskelzellen bestehende Erregungsbildungs- und Erregungsleitungssystem des Herzens ist für die Impulsaussendung und somit die rhythmische Steuerung der Kontraktionen des Herzens verantwortlich. Die Entstehungsorte der Erregungen sind die so genannten Knoten, deren Impulse über Leitungsbahnen weitergegeben werden.

Sinusknoten Der *Sinusknoten* als oberster Schrittmacher des Herzens hat seinen Sitz in der Wand des rechten Vorhofs. Unter

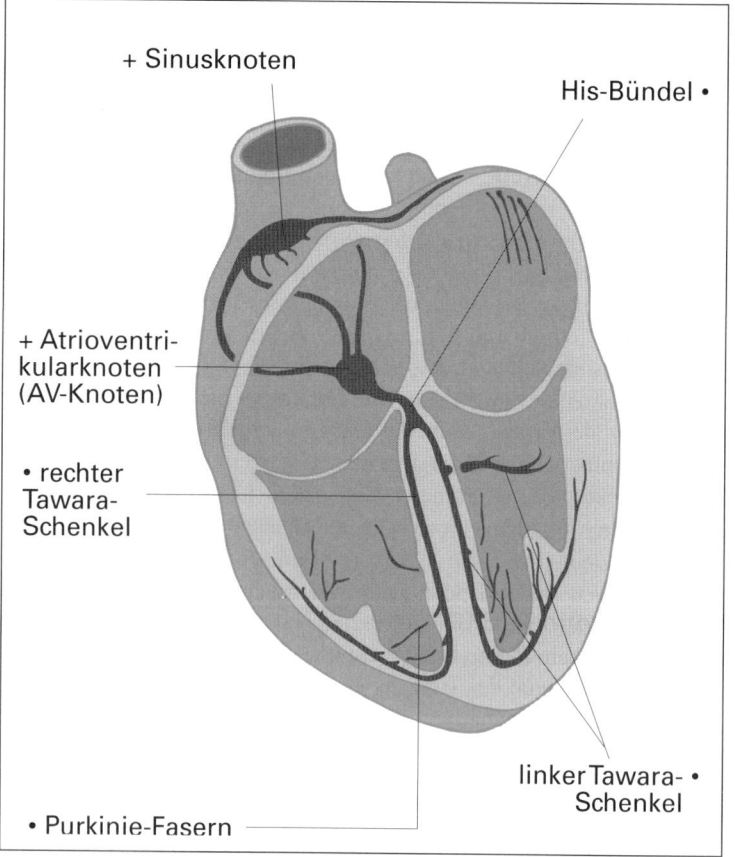

Abb. 7: Das Erregungsbildungs- (+) und Erregungsleitungssystem (•) des Herzens

Ruhebedingungen werden hier 60 - 80 Impulse pro Minute gebildet.

Der *AV-Knoten* (Atrioventrikularknoten) liegt am Boden des rechten Vorhofs zum Septum hin. Vom AV-Knoten geht das *His-Bündel* ab. In AV-Knoten und His-Bündel findet die Erregungsüberleitung von den Vorhöfen in die Kammern statt. Fällt der Sinusknoten als primärer Schrittmacher aus, kann der AV-Knoten die Schrittmacherfunktion übernehmen, jedoch nur mit einer Eigenfrequenz von 40 - 60 Impulsen pro Minute.

AV-Knoten

His-Bündel

Das His-Bündel teilt sich nach einer kurzen Strecke in die so genannten *Tawara-Schenkel* auf. Bei den Tawara-Schenkeln werden drei Anteile unterschieden, ein rechter Schenkel sowie ein vorderer und ein hinterer linker Schenkel. Diese leiten die Impulse weiter über die Kammerscheidewand (Septum cordis) zu den *Purkinje-Fasern*. Diese stellen die Endverzweigungen des Erregungsleitungssystems dar. Hier findet die Erregungsübertragung auf das Kammermyokard statt, wodurch die mechanische Kontraktion eingeleitet wird.

Tawara-Schenkel

Purkinje-Fasern

Bei einem Ausfall des AV-Knotens kommt es zur Unterbrechung der Erregungsüberleitung von den Vorhöfen in die Kammern. Die dann von den Kammern gebildeten Eigenimpulse (Kammerersatzrhythmus) erzeugen sehr langsame Frequenzen von etwa 30 Impulsen pro Minute.

2.2.2 Das normale EKG

Das Elektrokardiogramm ermöglicht es, die elektrischen Potenzialänderungen des Herzens über die Körperoberfläche sichtbar zu machen. Es gibt mehrere Möglichkeiten, ein EKG abzuleiten. In der Notfallmedizin kommen vor allem die Ableitung über Defi-Paddles oder Klebe-Pads und die etwas zeitaufwändigere Ableitung über drei Elektroden, die Extremitätenableitung nach Eindhoven zum Einsatz.

Ableitungsarten

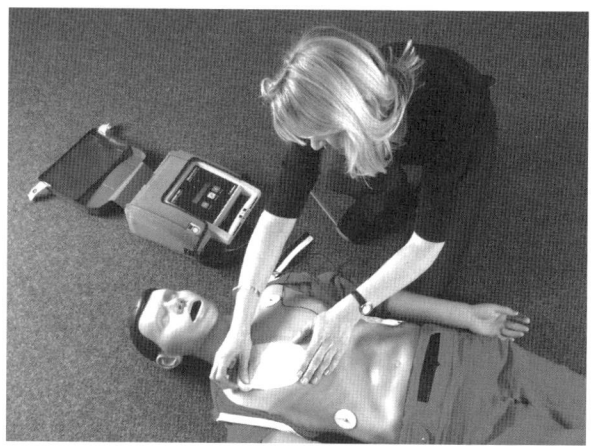

Abb. 8: Aufbringen der Klebe-Pads auf den Thorax

An den Zellen des Herzmuskels laufen ständig elektrophysiologische Vorgänge ab, die darauf beruhen, dass es zu **Elektrolytverschiebungen** zwischen Intrazellulärraum (IZR) und Extrazellulärraum (EZR) kommt. Die wichtigsten Elektrolyte sind hierbei Natrium und Kalium sowie Kalzium für die elektromechanische Kopplung. Während der Wanderung der Erregungsfront durch den Herzmuskel entstehen dort vielfältige Potenziale, die sich in Größe und Richtung unterscheiden. Mit den verschiedenen Ableitungen lässt sich, vereinfacht gesagt, der zeitliche Verlauf dieser Potenzialänderungen bezogen auf verschiedene Körperebenen darstellen.

Es werden also im EKG verschiedene Spannungszustände zu bestimmten Zeiten der Herzaktion wiedergegeben. Eine Aussage über die Auswurfleistung des Herzmuskels kann aufgrund eines EKGs jedoch nicht getroffen werden.

Die EKG-Kurve wird in Zacken, Wellen und Strecken aufgeteilt. Die *P-Welle* gibt die Erregungsausbreitung über die Vorhöfe wieder, ausgehend vom Sinusknoten über die Vorhofmuskulatur zum AV-Knoten. Die *PQ-Strecke* spiegelt die Erregungsverzögerung im AV-Knoten wieder. Diese zeitliche Verzögerung ist von Bedeutung, um der nachfolgenden mechanischen Kontraktion der Vorhöfe einen zeitlichen Vorsprung gegenüber der Kammerkontraktion einzuräumen und somit überhaupt eine Füllung der Kammern zu gewährleisten. Der *QRS-*

PQ-Strecke

QRS-Komplex

EKG

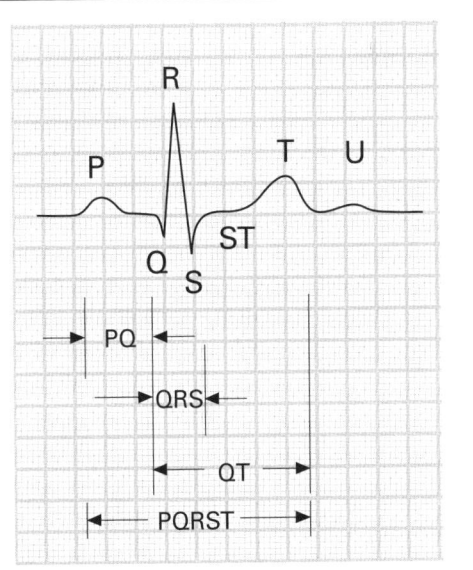

P-Welle
Ausbreitung der elektrischen Erregung vom Sinusknoten über Vorhofbündel und Vorhofmuskulatur (Erregung der Vorhöfe)
QRS-Komplex
Weiterleitung der elektrischen Information bis zu den beiden Herzhauptkammern (Erregung der Kammer)
T-Welle
Repolarisation (Kammerrückerregung)
U-Welle
(seltene) elektrische Nachschwankung des Kammermyokards

Abb. 9: Das normale EKG

Komplex zeigt die Erregungsausbreitung in den Herzkammern über das His-Bündel, die Tawara-Schenkel, die Purkinje-Fasern und das Kammermyokard selbst. In der *T-Welle* wird die Erregungsrückbildung in den Kammern sichtbar.

Störungen in der EKG-Ableitung können durch Muskelzittern, elektrische Felder in der Nähe befindlicher Geräte (z.B. Handy) oder schlecht klebende Elektroden (bei nasser oder stark behaarter Haut) zu Stande kommen.

2.3 Pathophysiologie des Herzens

Neben der Kenntnis der verschiedenen Formen des Kreislaufstillstands ist es wichtig zu wissen, warum nicht bei allen Formen des Herz-Kreislauf-Stillstands mit einer erfolgreichen Defibrillation zu rechnen ist. Auch die pathophysiologischen Mechanismen, die zum Kammerflimmern führen können, und die Gründe, warum die elektrische Defibrillation die einzige Therapie zur Beendigung eines Kammerflimmerns oder einer pulslosen ventrikulären Tachykardie ist, gehören zum wesentlichen Hintergrundwissen bei der Defibrillation.

2.3.1 Herzrhythmusstörungen

Jede Abweichung von der normalen Herzschlagfolge ist eine so genannte Rhythmusstörung. Arrhythmien bezeichnen eine zeitliche Unregelmäßigkeit der Herztätigkeit. Grundsätzlich kann man Reizbildungs- und Reizleitungsstörungen unterscheiden. Eine Reizbildungsstörung ist die Entstehung von Extrasystolen. Man versteht darunter Herzschläge, die außerhalb des normalen Rhythmus entstehen und die vereinzelt oder gehäuft auftreten können.

Weitere Rhythmusstörungen sind Tachykardien (Herzfrequenz über 100/min) und Bradykardien (Herzfrequenz unter 60/min). Hier kommt es - eventuell durch eine Reizbildungsstörung - zu einem Anstieg oder Abfall der Herzfrequenz, die unter Umständen einerseits bis ins Kammerflimmern, andererseits bis hin zur Asystolie führen kann.

Asystolie

Insgesamt werden vier Rhythmusstörungen unterschieden, die allesamt Formen des Herz-Kreislauf-Stillstands darstellen. Sie können in zwei Gruppen zusammengefasst werden.

Zum einen sind die *hyperdynamen Formen* zu nennen, zu denen das Kammerflimmern und die pulslose ventrikuläre Tachykardie (PVT) zählen. Sie werden als hyperdynam bezeichnet, weil am Herzen noch hochfrequente Muskelbewegungen feststellbar sind, die jedoch alle ohne Auswurfleistung bleiben. Bei der PVT können Frequenzen von 200 - 300 Schlägen pro Minute erreicht werden, beim Kammerflimmern sogar Frequenzen bis zu 500 Schlägen pro Minute.

hyperdyname Formen

Die anderen Formen des Herz-Kreislauf-Stillstands sind die *hypodynamen Formen*. Hierzu zählt man die Asystolie (Null-Linie) und die pulslose elektrische Aktivität (PEA), die oft auch als elektromechanische Dissoziation (EMD) bezeichnet wird. Bei der Asystolie ist im EKG keinerlei elektrische Erregung zu erkennen. Bei der pulslosen elektrischen Aktivität liegt zwar eine elektrische Erregung vor, sie führt aber aufgrund mangelnden Füllungsvolumens (z.B. Perikardtamponade) oder einer fehlenden mechanischen Antwort auf vorhandene elektrische Reize nicht zur erwünschten Auswurfleistung.

hypodyname Formen

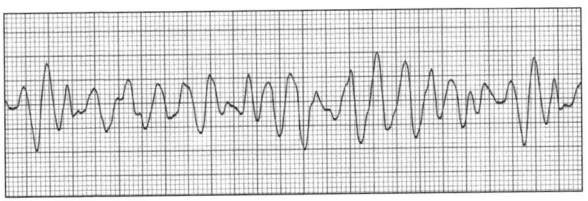

Abb. 10: Mögliches EKG-Bild bei Kammerflimmern

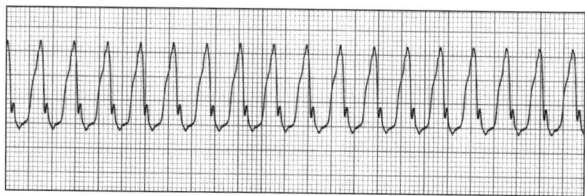

Abb. 11: EKG-Bild bei einer ventrikulären Tachykardie

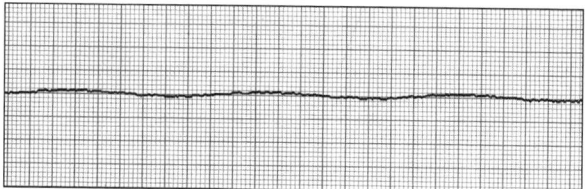

Abb. 12: EKG-Bild bei einer Asystolie

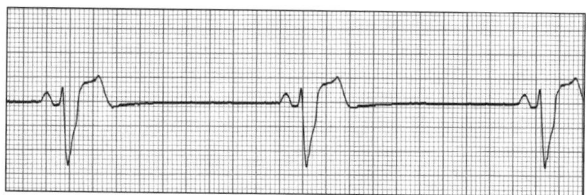

Abb. 13: Mögliches EKG-Bild bei einer elektromechanischen Dissoziation

2.3.2 Wiedererregungskreise (Re-entry-Schleifen)

Für eine normale Erregung des Reizleitungssystems ist ein normal tiefes und stabiles Ruhepotenzial, ein steiler Aufstrich des Aktionspotenzials und eine genügend lange Aktionspotenzialdauer entscheidend. Ursache für Rhythmusstörungen sind Zellpotenzialänderungen, die ihren Ursprung sowohl in Entgleisungen des Elektrolythaushalts oder in absterbenden Herzmuskelzellen als auch in externen elektrischen Reizen (z.B. Stromunfall) haben können. Abweichungen werden in Veränderungen der Überleitungsgeschwindigkeit und der Zeit der Erregungsrückbildung der entsprechenden Herzmuskelzellen

Änderung des Zellpotenzials

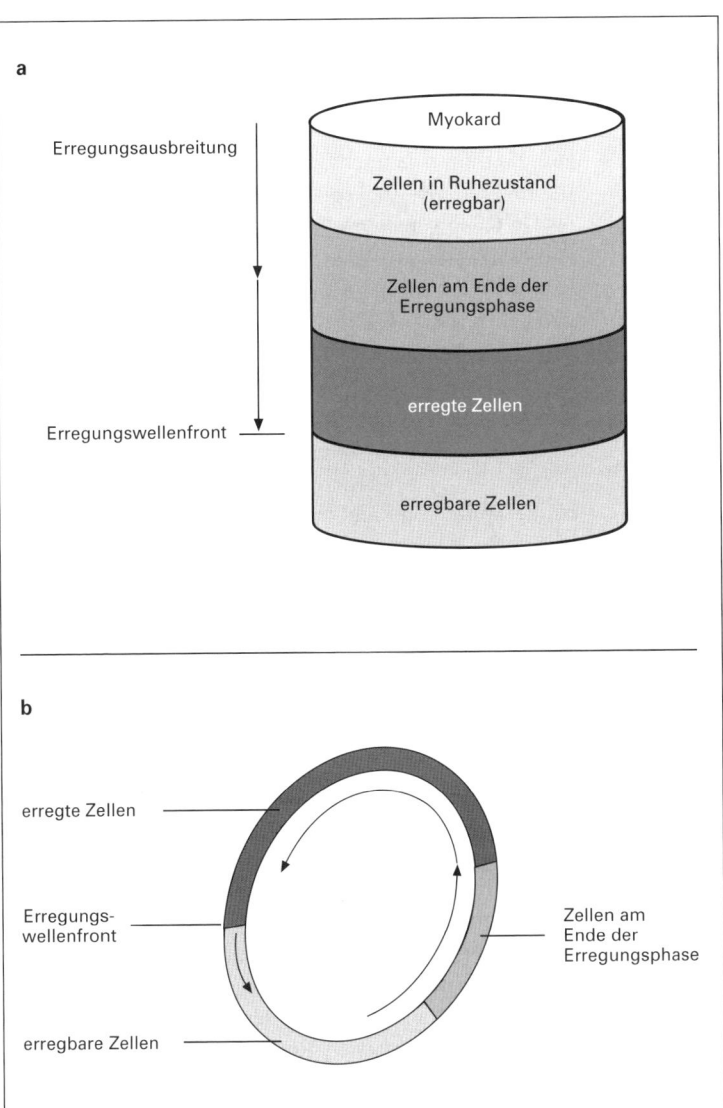

Abb. 14: Normale Erregungsausbreitung und Re-entry-Schleife

sichtbar. Veränderte Herzmuskelzellen zum Beispiel infolge eines Herzinfarkts können letztlich über Extrasystolen ein Kammerflimmern auslösen. Haben diese Zellen erst einmal die normale Erregungsbildung und -leitung aus dem Takt gebracht, wird das dadurch entstandene Flimmern durch kreisende Erregungen (Re-entry-Schleifen) in Gang gehalten.

Re-entry-Schleifen

Dieses Phänomen kann nur entstehen und Bestand haben, wenn die Wellenfront der Erregungsausbreitung auf wiedererregbare Zellen trifft. Nur wenn die Voraussetzung für eine solche Wiedererregung der Zellen gegeben ist, beginnt die Erregung auf ein neues. Diese Schleifen müssen eine ausreichende Länge haben, um wieder auf erregbare Zellen zu treffen. Je größer das Herz, je weiter also der Weg der Wiedererregungskreise ist, desto höher ist die Wahrscheinlichkeit des Auftretens von Kammerflimmern. Bei Kammerflimmern liegen zahlreiche solcher Schleifen im Bereich des Kammermyokards vor. Beeinflussende Faktoren hierfür sind eine langsame Reizleitungsgeschwindigkeit bei einem vorgeschädigten Herzen, verkürzte Refraktärzeiten (z.B. nach Medikamenteneinnahme) oder ein unterkühlter Körper.

Kammerflimmern

> *Erst durch Wiedererregungskreise (Re-entry-Schleifen) kann ein Kammerflimmern ausgelöst bzw. aufrechterhalten werden.*

Funktionell gesehen bedeutet Kammerflimmern, dass sich Herzmuskelzellen etwa 300- bis 500-mal pro Minute kontrahieren. Durch die schnelle Kontraktion nimmt die Diastolendauer, also die Zeit, in der das Herz mit Blut gefüllt wird, kritisch ab und es kann kein Blut mehr ausgeworfen werden. Somit ist Kammerflimmern einem Kreislaufstillstand gleichzusetzen.

3 Gerätekunde

J. Veith

Die elektrische Defibrillation, die wörtlich übersetzt „Entflimmerung" bedeutet, stellt die einzige wirksame Behandlung des Kammerflimmerns dar.

1899 wurde mit einem Sinuswechselstrom die erste Defibrillation am Herzen durchgeführt, 1952 erstmals die klinische Verwendung der transthorakalen Defibrillation dokumentiert, und seit 1957 stellt die Defibrillation eine Routinemaßnahme der Notfallmedizin dar. In den Anfängen wurde mit Wechselstrom gearbeitet, erst in den 60er-Jahren wurden Gleichstromimpulse eingesetzt. Dabei zeigte sich, dass diese Gleichstromdefibrillatoren effektiver waren und geringere Nebenwirkungen auslösten. Die Gleichstrom-Impulskurven wurden in den folgenden Jahren immer weiter verbessert. In den 70er-Jahren wurden experimentelle interne und externe Geräte zur automatischen Diagnose von Kammerflimmern entwickelt. Dadurch wurde es im Jahre 1980 erstmals möglich, einen automatischen internen Defibrillator (Automatischer Interner Kardioversions-Defibrillator / AICD) zu implantieren.

Entwicklung der Defibrillation

AICD

Ende der 80er-Jahre und zu Beginn der 90er-Jahre erforschte man zweiphasige Wellenformen, um so die Lebensdauer der AICD zu verlängern. In der transthorakalen Defibrillation erschienen aber erst in den späten 90er-Jahren immer mehr biphasische Impulskurvenformen, obwohl die erste klinische Verwendung einer zweiphasigen Stromkurve bereits 1967 erfolgte.

3.1 Grundlagen

Sinn der extrathorakalen Defibrillation ist es, durch die Applikation eines Stroms möglichst viele Zellen des Myokards zu depolarisieren, um spontane Wiedererre-

Depolarisierung

transthorakale Defibrillation

gungen oder Wiedererregungskreise (Re-entry-Phänomen) auszuschließen, die die Entstehung eines Kammerflimmerns ermöglichen und es unterhalten. Bei der transthorakalen Defibrillation erfolgt in einem bestimmten Zeitintervall die Applikation elektrischer Energie definierter Größe auf den Körper des Betroffenen, der einen elektrischen Widerstand darstellt. Der Widerstand ist unter anderem abhängig von der Größe, Masse und Beschaffenheit des Körpers. Nur etwa ein Fünftel des applizierten Stroms und damit der vom Gerät abgegebenen Energie gelangt zum Herzen, der Rest verliert sich außerhalb des Herzens. Von großer Bedeutung sind daher die *Position* der Elektroden oder Paddels auf dem Thorax und die *Auflagefläche* der Elektroden. Nur so wird er-

Elektrodenposition

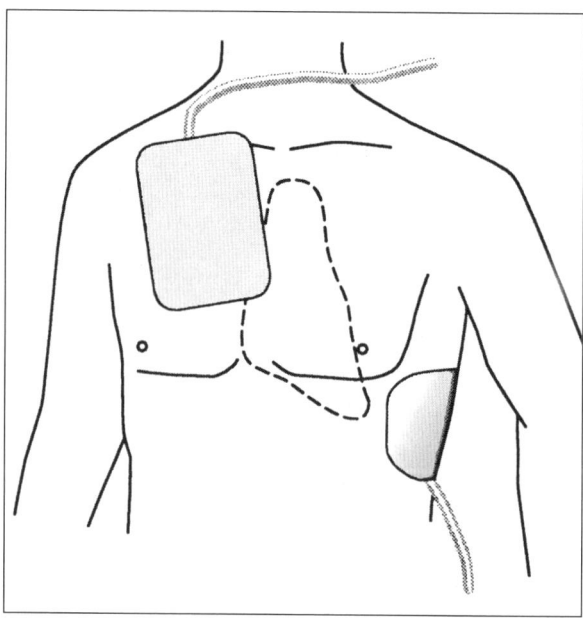

Abb. 1: Lage der Elektroden

reicht, dass ein möglichst großer Teil des Impulsstroms durch das Herz fließt und somit eine ausreichend große „kritische Masse" von Myokardzellen gleichzeitig erregt wird.

„kritische Masse"

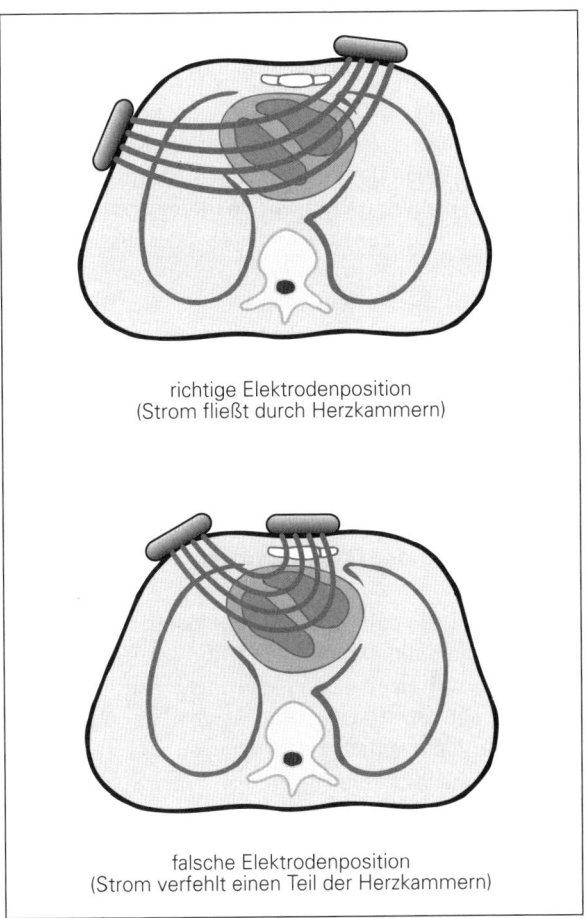

richtige Elektrodenposition
(Strom fließt durch Herzkammern)

falsche Elektrodenposition
(Strom verfehlt einen Teil der Herzkammern)

Abb. 2: Elektrodenposition und Stromfluss

Elektrodengröße

Daher dürfen keine zu großen oder zu kleinen Elektroden oder Paddels verwendet werden. Neben der korrekten Lage ist ein guter Sitz der Elektroden oder Paddels nötig. So werden Elektroden bei schlanken Menschen den Konturen der Rippen und Zwischenrippenräume folgend auf den Oberkörper aufgedrückt; bei Übergewichtigen möglichst an einer ebenen, glatten Stelle angebracht beziehungsweise Hautfalten geglättet.

Besteht zwischen den beiden Elektroden eine leitende Verbindung durch Nässe oder Gel, würde der Strom wegen des geringeren Widerstands über die Körperoberfläche von der einen direkt zur anderen Elektrode fließen. Am Herzen könnte so kaum eine Wirkung erzielt werden. Zu lockere Elektroden oder fehlendes oder ausgetrocknetes Gel können zu Verbrennungen am Körper führen und den Erfolg der Defibrillation verhindern. Um Dritte nicht zu gefährden, müssen ein deutlich gesprochener *Warnhinweis* vor Schockauslösung an alle Anwesenden sowie ein *Blick über den Patienten* erfolgen. Des Weiteren darf im Wasser, auf elektrisch leitendem Untergrund oder in explosionsgefährdeter Umgebung keine Defibrillation erfolgen.

Warnhinweis

3.2 Einteilung der Defibrillatoren

Auf dem weltweiten Markt kommen manuelle, halbautomatische und vollautomatische Defibrillatoren zum Einsatz. Diese weisen eine unterschiedliche Sensitivität und Spezifität auf. Unter Sensitivität versteht man das Erkennen defibrillationspflichtiger Rhythmen und die Freigabe eines Schocks, wohingegen man unter Spezifität das Erkennen von nicht defibrillationspflichtigen Rhythmen mit der Nichtfreigabe eines Schocks versteht.

Sensitivität, Spezifität

Bei den *manuellen Defibrillatoren* muss das EKG vom Anwender selbst interpretiert werden. Stellt er einen defibrillationswürdigen Rhythmus fest, kann er die Energie

manuelle Defibrillation

frei wählen und anschließend den Schock selbstständig auslösen. Folglich könnte man sagen, die Sensitivität und Spezifität ist bei manuellen Defibrillatoren nur so hoch wie der Kenntnisstand des Anwenders.

Beratende Defibrillatoren mit Flimmer-Erkennungs-Modulen arbeiten mit einer fortlaufenden EKG-Überwachung. Beim Vorliegen eines defibrillationspflichtigen Rhythmus wird eine Prüf- und Schockempfehlung gegeben. Im Anschluss erfolgt die manuelle Auflagung und Schockfreigabe durch den Anwender. Diese Geräte besitzen eine Sensitivität von 81 - 97% und eine Spezifität von 63 - 70%. <small>beratende Defibrillatoren</small>

Die Gruppe der *halbautomatischen Defibrillatoren*, zu denen die AED´s zählen, arbeitet ebenfalls mit einer kontinuierlichen EKG-Überwachung. Die Geräte geben im Bedarfsfall eine Analyseempfehlung, worauf die Analyse durch den Anwender gestartet wird. Wird durch das Gerät ein defibrillationspflichtiger Rhythmus erkannt, lädt das Gerät automatisch hoch und fordert den Anwender zum manuellen Auslösen des Schocks auf. Bei halbautomatischen Geräten liegt die Sensitivität bei über 95%, die Spezifität bei nahezu 100%. <small>Halbautomaten/AED's</small>

In Deutschland hat die Gruppe der *automatischen externen Defibrillatoren* zur Zeit keine Zulassung, soll hier aber trotzdem eine kurze Erwähnung finden. Der Anwender muss lediglich die Elektroden auf den Körper des Patienten aufbringen und das Gerät einschalten. Analyse, Ladung und Schockabgabe werden vom Gerät automatisch ausgelöst. Die Defibrillation ist also nicht mit einem Patientencheck verknüpft und es besteht keine Interventionsmöglichkeit bei der Schockauslösung.

Ein weiteres Unterscheidungskriterium bei Defibrillatoren stellen die verwendeten Impulskurven dar, die sich generell zwischen einphasigen (monophasischen) und zweiphasigen (biphasischen) unterscheiden. Bei der *monophasischen Impulskurve* fließt der Strom stets von der <small>monophasisch, biphasisch</small>

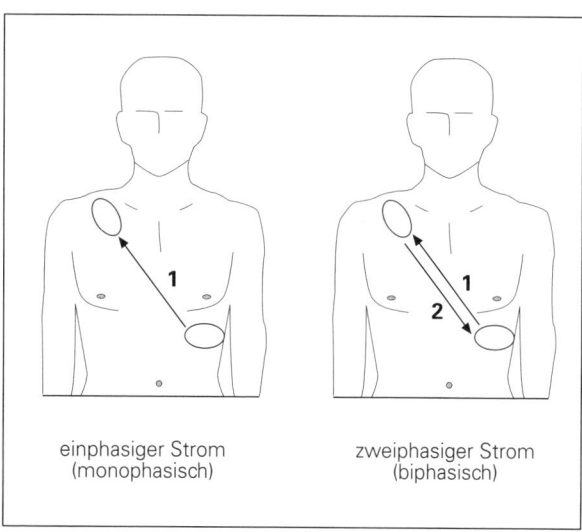

Abb. 3: Einphasiger und zweiphasiger Strom

Plus-Elektrode zur Minus-Elektrode, also nur in eine Richtung. Diese Impulsform hat also nur eine Phase und ihre Polarität ändert sich nicht.

Dagegen wird bei der *biphasischen Kurve* der Strom zuerst in die eine Richtung abgegeben, kurz unterbrochen und dann wieder in entgegengesetzter Richtung abgegeben. Das bedeutet also, dass hier zwei Phasen vorliegen und sich die Polarität mit jeder Phase ändert. Der Vorteil der biphasischen Kurvenform liegt zum einen in höheren Erfolgsraten, einer geringeren Schädigung der Herzmuskelzellen nach Defibrillation, zum anderen im geringeren Strombedarf.

Kurvenform

3.3 Automatisierte externe Defibrillatoren (AED)

Zurzeit existieren auf dem deutschen Markt verschiedene AED-Geräte, die teilweise sogar nur in kleinen

Stückzahlen aus Amerika importiert werden. Daneben gibt es auch Kombinationsgeräte, die neben dem AED-Modus auch einen manuellen Modus zulassen.

Kombinationsgeräte

Im Folgenden werden nur reine automatisierte externe Defibrillatoren beschrieben. Diese Geräte zeichnen sich durch eine einfache Ein-, Zwei- oder Dreiknopfbedienung und eine sprachgestützte Benutzerführung aus. Sobald das Gerät eingeschaltet wird, werden die weiteren Schritte, die der Benutzer durchführen muss, vom Gerät vorgegeben. Dies erfolgt sowohl akustisch durch Sprache als auch visuell über einen Bildschirm und eventuell über Leuchtdioden zur Markierung der Elektrodenanschlüsse. Alle Geräte verfügen über Kontroll- und EKG-Analysesysteme, die sich je nach Hersteller in Details unterscheiden. Die Kontrolle wird dadurch erreicht, dass zuerst über eine Widerstandsmessung festgestellt wird, ob auch die richtige Elektrodenart benützt wird und ob die Elektrodenhaftung ausreichend ist. Die Analysesysteme führen eine Interpretation des Elektrokardiogramms durch und entscheiden dann, ob ein Schock abgegeben werden muss oder nicht. Zusätzlich erfolgt eine Filterung des EKG-Signals um Artefakte auszuschließen. Die Entscheidung, ob ein defibrillationswürdiger Rhythmus vorliegt, erfolgt über die Analyse von zwei bis drei EKG-Segmenten in einer vorgegebenen, festgelegten Zeit (ca. 3 Sekunden). Diese Segmente werden beurteilt nach Frequenz, Amplitude und der Breite eventuell vorhandener QRS-Komplexe, der so genannten Flankensteilheit.

EKG-Analyse

Haftung der Elektroden

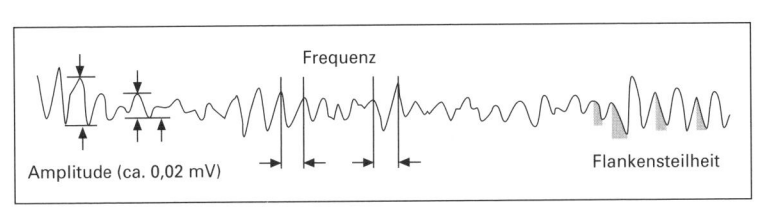

Abb. 4: Charakteristika des Kammerflimmerns

Durch die genaue Messung der EKG-Kennzeichen in Verbindung mit der Berechnung mathematischer Gesetzmäßigkeiten kann die Software des Geräts entscheiden, ob eine Defibrillation notwendig ist oder nicht. Liegen bei zwei Segmenten Fibrillationsmerkmale vor, so wird das Gerät die vorgegebene Energie hochladen und anschließend die Entlademöglichkeit freigeben. Da der Anwender den Schock auslösen muss, hat so diese Person weiterhin die Kontrolle darüber, ob der Schock ausgelöst wird.

Fibrillationsmerkmale

Um die Anwenderfreundlichkeit zu sichern, setzt bei jedem Einschalten des Geräts eine interne Kontrollfunktion ein. Sobald beim Check eine Fehlfunktion in einem Bauteil erkannt wird, wird das Gerät aus Sicherheitsgründen abgeschaltet, um so eine eventuelle Schädigung von Dritten zu vermeiden. In täglichem Abstand wird zu einem bestimmten Zeitpunkt ebenfalls dieser Test durchlaufen. Sollte bei diesem Testlauf ein Fehler im System festgestellt werden, so ertönt ein Warnsignal beziehungsweise es wird sogar optisch angezeigt, dass das Gerät nicht betriebsbereit ist. Des Weiteren wird die Batteriespannung ständig kontrolliert: Bei Unterschreiten eines bestimmten Ladungszustands wird ein akustisches und eventuell ein visuelles Alarmsignal abgegeben. So werden unter Berücksichtigung des Medizinproduktegesetzes eine leichtere Handhabung und Kontrolle des Geräts gewährleistet.

Kontrollfunktion

Fehlfunktion

3.4 Dokumentation

Patientendaten

Bei jedem Einsatz eines AED-Geräts werden Patientendaten gespeichert. Diese Daten stehen für Qualitätskontrollen, Schulungs- und Forschungszwecke zur Verfügung. Zur Sicherstellung dieser aufgezeichneten Informationen sollten die Daten nach dem Einsatz ausgedruckt oder auf einen Personalcomputer übertragen werden. Im eingeschalteten Zustand speichert der AED automatisch die nachfolgenden Daten:

Patient	Ereignis-protokolldaten	Ereignis-speicher	fortlaufende EKG-Daten	(Tonaufzeichnungen)

Abb. 5: Dokumentationsschema

Ereignisprotokolldaten stellen eine chronologische Übersicht aller auftretenden Ereignisse dar. Ein Ereignis ist entweder eine bestimmte Handlung des Anwenders, oder es beschreibt eine Aktion des Geräts, zum Beispiel: **Ereignisprotokoll**

- Einschalten
- Patient angeschlossen
- Analyse eingeleitet
- Schock empfohlen
- Schock abgegeben
- CPR-Aufforderung
- Ladezustand der Batterie
- Analyse abgebrochen.

In den *Ereignisspeicher* wird eine Zusammenfassung aller wichtigen Reanimationsereignisse und der unter diesen Ereignissen stehenden EKG-Rhythmen eingeordnet. Fortlaufende *EKG-Daten* für einen Patienten werden von dem Zeitpunkt des Einschaltens bis zum Ausschalten, zwischen 20 und 80 Minuten lang aufgezeichnet. Eine optionale Verlängerung der EKG-Speicherdauer hängt von der Konfiguration des entsprechenden Geräts ab. Hier ist (je nach Gerät) entscheidend, ob die Möglichkeit der *Tonaufzeichnung* im AED aktiviert ist. Mit den vorhandenen Speichermedien ist damit ungefähr eine 30-mi- **Ereignisspeicher**

Tonaufzeichnung

nütige Tonaufzeichnung der Ereignisse am Ort des Vorfalls möglich, wie z.B. Bemerkungen des Anwenders und Sprachaufzeichnungen oder Hinweistöne des AED's.

Patientenprotokoll

Ein *Patientenprotokoll* wird immer intern im Speicher angelegt, wenn der AED an einen Patienten angeschlossen und eingeschaltet wird. In diesem Moment beginnt er mit der Datenspeicherung, das heißt es werden alle Daten vom Zeitpunkt des Einschaltens bis zum Ausschalten des Geräts auf das Speichermedium geschrieben. Die Auswahl der Daten ist abhängig von der entsprechenden Konfiguration des Geräts.

Im folgenden Abschnitt werden die momentan auf dem deutschen Markt verfügbaren AED's mit ihren gerätetechnischen Daten und jeweils einem Bild vorgestellt um einen kurzen Einblick in die gerätespezifischen Eigenschaften zu geben.

FirstSave

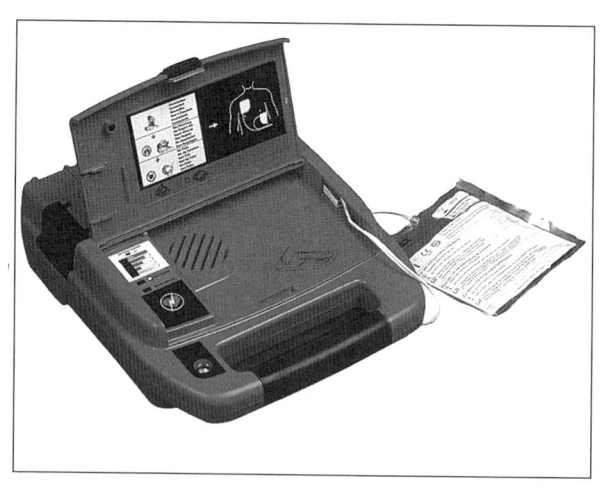

Abb. 6: FirstSave

Tab. 1: Gerätetechnische Daten - FirstSave

Hersteller	Survivalink	FirstSave
Vertrieb	Dräger Medizintechnik	
Impulskurve	biphasisch, zeitlimitiert	
Ladezeit	< 55 sec für einen Zyklus von 3 Schocks	
Bedienung	Ein-Tasten-Bedienung	
Betriebsarten	AED (halbautomatisch)	
Stromversorgung	– langlebige Batterie (5 Jahre Nutzungsdauer und 300 Schocks) – Standard-Batterie (2 Jahre Nutzungsdauer und 100 Schocks)	

Dokumentation	– interner Speicher und/oder optionale Speicherkarte
	  - interner Speicher: 20 min EKG- und Bedienungsaufzeichnung
	  - externe Speicherkarte: 5 h EKG- und Bedienungsaufzeichnung oder 20 min Stimmen-, EKG- und Bedienungsaufzeichnung
	– Datenübertragung über serielle Schnittstelle und Datenverarbeitung mit auf Windows® basierender Übertragungs- und Auswertungs-Software	

Testeinrichtung	Selbsttest für Elektroden, Batterie, Stromkreis und Schockgenerator	
Alarm	visueller und akustischer Alarm, wenn das Gerät den Selbsttest nicht besteht und nicht einsatzbereit ist	
Optionen	-	
Abmessungen	8,4 x 26,9 x 31,5 cm	
Gewicht	3,36 kg (mit Batterie und Elektroden)	

Forerunner2

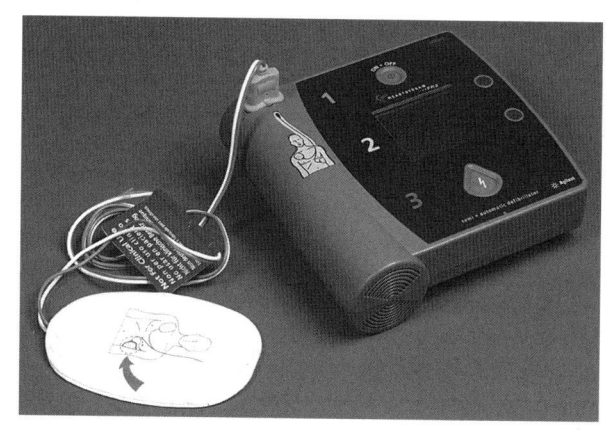

Abb. 7: Forerunner2

Tab. 2: Gerätetechnische Daten - Forerunner2

Forerunner2

Hersteller	Agilent Technologies
Vertrieb	Laerdal
Impulskurve	abgeschnittene Zwei-Phasen-Exponentialkurve
Ladezeit	in der Regel < 10 Sekunden
Bedienung	Zwei-Tasten-Bedienung
Betriebsarten	AED (halbautomatisch)
Stromversorgung	LiMn-Batterie mit mind. 12 h Betriebszeit oder 300 Schocks
Dokumentation	– PC-Datenkarte (optional) Überprüfung des Anfangs-EKGs eines Patienten, 4 h Ereignis- und EKG-Aufzeichnung oder 30 min bei aktiver Sprachaufnahme – Auswertungs-Software (optional)
Testeinrichtung	– Überprüfen der internen Schaltkreise, des Wellenform-Abgabesystems und der Batterie-Kapazität – monatliche Kalibrierung der essenziellen Schaltkreise

Alarm	akustisch und visuell bei fehlender Betriebsbereitschaft
Optionen	EKG-Monitoring
Abmessungen	6,6 x 21,8 x 21,8 cm
Gewicht	2,1 kg (mit Batterie)

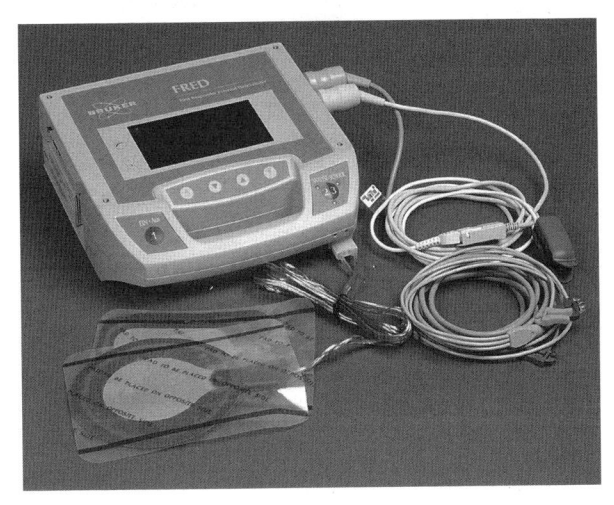

FRED

Abb. 8: FRED

Tab. 3: Gerätetechnische Daten - FRED

FRED

Hersteller	Bruker Medical Cardio GmbH
Vertrieb	Bruker Medical Cardio GmbH
Impulskurve	gepulste Biphase 5 kHz
Ladezeit	< 6 sec für 180 Joule
Bedienung	Zwei-Tasten-Bedienung
Betriebsarten	– AED (halbautomatisch) – manuell, synchronisert, nicht synchronisiert (optional)

FRED

Stromversorgung	– Lithium-Batterie (nicht wieder aufladbar), mit 5 h Überwachungsbetrieb oder 450 Defibrillationen mit 180 Joule – wieder aufladbare NiCd-Batterie, mit 2 h Überwachungsbetrieb oder 110 Defibrillationen mit 180 Joule – externer Eingang für NiCd-Batterie-Ladegerät
Dokumentation	– PCMCIA 2 MB: 5 h kontinuierliches EKG und 500 Ereignisse – PCMCIA 10 MB: 30 min kontinuierliches EKG, 1 h Sprachaufzeichnung und 500 Ereignisse – Reader-Software: für Download der PCMCIA-Karte via PC (durch direkten Kabelanschluss, Kartentreiber oder GSM-Datentransfer) – SEMA-200-Software: 12-Kanal-EKG-Übertragung via GSM oder Telefon; Empfang, Speicherung, Analyse und Ausdruck möglich
Testeinrichtung	Selbsttest, Schocküberwachung, Sicherheitsüberwachung, Sicherheitsentladung und Energietest
Alarm	akustisch und/oder visuell
	– Systemalarm: Monitor, Defibrillator, Akkuladung und Speicherung – physiologischer Alarm: VF/VT im manuellen Betrieb (konfigurierbar)
Optionen	EKG-Ableitung, S_pO_2
Abmessungen	9,0 x 25,5 x 26,0 cm
Gewicht	2,8 kg (ohne Batterie)

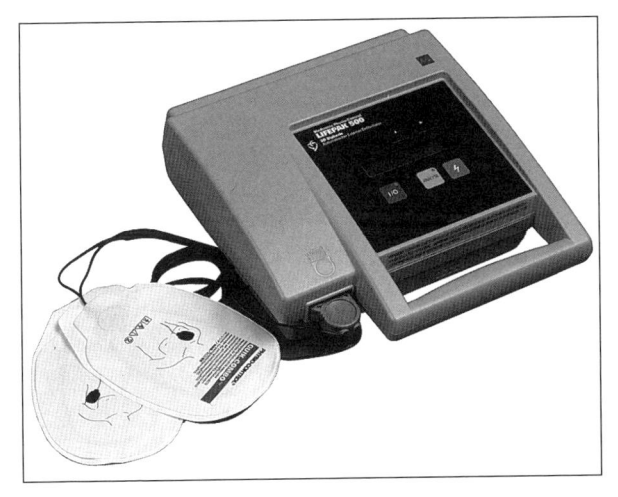

Abb. 9: Lifepak 500

Tab. 4: Gerätetechnische Daten - Lifepak 500

Hersteller	Medtronic Physio-Control
Vertrieb	Medtronic Physio-Control
Impulskurve	monophasisch oder biphasisch exponentiell abgehackt, mit Spannungs- und Zeitdauerkompensation für die Impedanz des Patienten
Ladezeit	< 9 sec für 200 Joule
Bedienung	Zwei- bzw. Drei-Tasten-Bedienung
Betriebsarten	AED (halbautomatisch)
Stromversorgung	– Lithium-Batterie (nicht wieder aufladbar), mit 14 h Einschaltzeit oder 312 Komplettentladungen – wieder aufladbare SLA-Batterie, mit 3 h Einschaltzeit oder 59 Komplettentladungen
Dokumentation	Speicherung

Lifepak 500	–	60 min EKG-Aufzeichnung und 300 Ereignisse (ohne Tonaufzeichnungsoption)
	–	60 min EKG-Aufzeichnung, 300 Ereignisse und 20 min Tonaufzeichnung Datenübertragung
	–	Direkt- und Modemanschluss an einen PC
	–	Direktdruck mit Epson®-Esc/P-Protokoll für Drucker (9-Nadel-Druckkopf) Datenwiedergabe LIFENET®-System-kompatibel
	–	Informationsverwaltungsprogramm DATA TRANSFER™ 500
	–	Datenanzeigeprogramm QUIK-VIEW™ 500
	–	Datenverwaltungsprogramm CODE-STAT™ SUITE, V 2.0 oder später
Testeinrichtung		Selbsttest von Elektrik, Schaltkreisen und Batterie
Alarm		akustisch und visuell
	–	bei schwacher Batterie
	–	Wartungsanzeige
	–	bei fehlender Betriebsbereitschaft
Optionen		EKG-Ableitung mit Biolog® 3000i (Zusatzgerät)
Abmessungen		10,2 x 26,7 x 29,5 (mit Griff)
Gewicht		monophasisch: 2,76 kg (ohne Batterie und Elektroden) biphasisch: 2,41 kg (ohne Batterie und Elektroden)

3.5 Medizinproduktegesetz und Medizinprodukte-Betreiberverordnung

Durch das *Medizinproduktegesetz (MPG)*, das am 1. Januar 1995 in Kraft getreten ist und die Medizingeräteverordnung (MedGV) ablöste, wird das Herstellen, In-Verkehr-Bringen sowie das Errichten, Betreiben und Anwenden von Medizinprodukten, also auch medizinisch-technischer Geräte geregelt. Sinn des Gesetzes ist es, für die Sicherheit, Eignung und Leistung der Medizinprodukte, aber auch die Gesundheit und den erforderlichen Schutz von Patienten, Anwendern und Dritten zu sorgen. Es richtet sich also im Wesentlichen an den Hersteller, den Fachhandel, den Betreiber und den Anwender von Medizinprodukten. Da der Begriff Medizinprodukt eine sehr große Palette von Produkten umfasst, wird im Folgenden die spezielle Gruppe der *aktiven Medizinprodukte* besprochen, die in Anlage 1 der Medizinprodukte-Betreiberverordnung (MPBetreibV) aufgeführt sind.

MPG

Unter In-Verkehr-Bringen versteht man jede entgeltliche oder unentgeltliche Überlassung bzw. Abgabe eines Produkts an andere. Dagegen spricht man von der Inbetriebnahme, wenn das Gerät vom Endbenutzer in Betrieb genommen wird. Die Zweckbestimmung ist die Verwendung, für die das Produkt sowohl in der Gebrauchsanweisung als auch in Werbematerialien vorgesehen ist. Als Zubehör werden Gegenstände, Software und sonstige Dinge definiert, die selbst keine Medizinprodukte sind, die aber vom Hersteller dazu bestimmt sind, mit einem Medizinprodukt verwendet zu werden, um es gemäß seiner Zweckbestimmung anwenden zu können bzw. die Zweckbestimmung zu unterstützen.

In-Verkehr-Bringen

Inbetriebnahme

Zubehör

Im MPG ist ausdrücklich geregelt, dass Medizinprodukte nicht in den Verkehr gebracht werden dürfen, wenn der begründete Verdacht besteht, dass Patienten, Anwender oder Dritte dadurch gefährdet werden (§ 4) oder dass Medizin-

Gefährdung

produkte nicht gemäß ihrer Zweckbestimmung eingesetzt werden. Auch darf von ihnen zum Beispiel aufgrund von Mängeln keine Gefahr ausgehen (§§ 22, 23, 24). Des Weiteren darf das Medizinprodukt nur mit einer so genannten CE-Kennzeichnung in Verkehr gebracht werden (§§ 8 und 9). Damit soll gewährleistet werden, dass die Anforderungen gemäß den europäischen Normen erfüllt sind. Das CE-Zeichen muss auf dem Medizinprodukt sichtbar sein.

MPBetreibV In der *Medizinprodukte-Betreiberverordnung (MPBetreibV)* werden die Verfahrensweisen, Ausführungsbestimmungen und -anordnungen beim Errichten, Betreiben und Anwenden von Medizinprodukten geregelt. Folglich stellt diese Verordnung auch die wichtigste Verordnung im Umgang mit Medizingeräten - besonders von Defibrillatoren - dar. In ihr ist festgelegt, dass

- der Einsatz von Medizinprodukten nur entsprechend der Zweckbestimmung erfolgen darf,
- dass ein Medizinprodukt nur von Personen mit entsprechender Ausbildung, Kenntnis und Erfahrung betrieben und
- dass ein Medizinprodukt erst nach einer Prüfung auf Funktionsfähigkeit unter Beachtung der Betriebs- und Sicherheitshinweise angewendet werden darf.

Meldepflicht Gravierende Vorfälle mit Patienten, Beschäftigten oder Dritten sind meldepflichtig. Für Defibrillatoren und andere Medizinprodukte, die in der Anlage 1 zur MPBetreibV aufgelistet sind, gelten weitere Vorschriften. So muss zum Beispiel ein Defibrillator bei der Auslieferung an seiner zukünftigen Stelle einer Funktionsprüfung unterzogen werden. Des Weiteren müssen vom Hersteller **Sicherheits-** vorgesehene sicherheitstechnische Kontrollen nach An**kontrollen** gaben des Herstellers und den allgemein anerkannten Regeln der Technik sowie in den vorgeschriebenen Fristen durchgeführt werden.

Bei der Auslieferung wird vor Ort die Einweisung einer beauftragten Person durchgeführt, wobei eine Einweisung nur erforderlich ist, wenn nicht bereits in ein baugleiches Gerät eingewiesen wurde. Für die in der Anlage 1 der Medizinprodukte-Betreiberverordnung benannten Produkte muss ein Medizinproduktebuch (MPB) angelegt werden. In diesem Buch müssen folgende Angaben zum jeweiligen Medizinprodukt zu finden sein:

beauftragte Personen

MPB

- Bezeichnung/Identifikation
- Funktionsprüfung/Einweisung
- Name des Gerätebeauftragten
- Namen der eingewiesenen Personen
- vorgeschriebene Kontrollen
- Anschriften der Wartungsfirmen
- Funktionsstörungen
- Meldungen von Vorkommnissen.

Der Anwender selbst muss in die Handhabung des Geräts eingewiesen sein; diese Einweisung erfolgt durch den Medizinprodukteberater (bzw. die so genannte beauftragte Person) und wird im Medizinproduktebuch dokumentiert. Das Medizinproduktebuch und die Gebrauchsanweisung müssen dem Anwender jederzeit zugänglich sein. Die Pflichten des Anwenders können wie folgt zusammengefasst werden:

Einweisung

Gebrauchsanweisung

- Geräteeinsatz nur gemäß der Zweckbestimmung
- Qualifikation vorhanden
- Ersteinweisung erfolgt
- regelmäßige sicherheitstechnische Kontrollen (je nach Hersteller)
- Zubehör vorhanden
- Gebrauchsanweisung und Medizinproduktebuch zugänglich
- Betriebsbereitschaft des Geräts geprüft.

Anwenderpflichten

MEDIZINPRODUKTEBUCH
nach § 22 MPG für aktive Medizinprodukte

Geräte - Stammdaten

Inventar - Nummer:	.
Geräte - Typ:	DEFIGARD 1002
Geräte - Nummer:	.
Gerätebezeichnung: nach UMDNS	Defibrillator, automatisch, manuell, extern
Frist techn. Kontrollen:	jährlich
UMDNS - Code :	17 - 116
Kategoriecode: nach UMDNS	04
CE - Kennzeichnung:	CE 0459
Code Zust. Behörde:	DE / CA44
Hersteller:	SCHILLER MEDICAL S.A. F - 67162 Weißenburg
Lieferant:	BRUKER MEDICAL CARDIO GMBH Schiller Gruppe Hertzstraße 26 D - 76275 Ettlingen Tel. 07243 21770 Fax. 07243 217710
Anschaffungsjahr:	
Standort:	
Datum:	
Erstellt:	

Abb. 10: Medizinproduktebuch (1)

MEDIZINPRODUKTEBUCH
nach § 22 MPG für aktive Medizinprodukte

Inventar - Nummer:	
Geräte - Typ:	DEFIGARD 1002
Geräte - Nummer:	

Funktionsprüfung:

Datum:	Durch:

Einweisung verantwortliche Person:

Datum	Hersteller / Lieferant	Name des / der eingewiesenen Verantwortlichen

---

MEDIZINPRODUKTEBUCH
nach § 22 MPG für aktive Medizinprodukte

Inventar - Nummer:	
Geräte - Typ:	DEFIGARD 1002
Geräte - Nummer:	

Einweisung Personal:

Datum	Einweisende Person	Name der eingewiesenen Person

Abb. 10: Medizinproduktebuch (2)

MEDIZINPRODUKTEBUCH
nach § 22 MPG für aktive Medizinprodukte

Inventar - Nummer:	
Geräte - Typ:	DEFIGARD 1002
Geräte - Nummer:	

Technische Kontrollen (erste Seite):

Frist:	jährlich

Datum	Durchgeführt durch	Ergebnis	Bemerkungen

MEDIZINPRODUKTEBUCH
nach § 22 MPG für aktive Medizinprodukte

Inventar - Nummer:	
Geräte - Typ:	DEFIGARD 1002
Geräte - Nummer:	

Technische Kontrollen (Fortsetzung):

Frist:	jährlich

Datum	Durchgeführt durch	Ergebnis	Bemerkungen

Abb. 10: Medizinproduktebuch (3)

MEDIZINPRODUKTEBUCH

nach § 22 MPG für aktive Medizinprodukte

Inventar - Nummer:	
Geräte - Typ:	DEFIGARD 1002
Geräte - Nummer:	

Instandhaltungsmaßnahmen:
Wartung / Inspektion / Instandsetzung

Datum	Durchgeführt durch	Kurzbeschreibung der Maßnahmen

MEDIZINPRODUKTEBUCH

nach § 22 MPG für aktive Medizinprodukte

Inventar - Nummer:	
Geräte - Typ:	DEFIGARD 1002
Geräte - Nummer:	

Funktionsstörungen und wiederholte gleichartige Bedienungsfehler:

Datum	Beschreibung der Art und Folgen

Abb. 10: Medizinproduktebuch (4)

4 Aus- und Fortbildung

M. Gruner

Eine nicht unerhebliche Zahl der in Deutschland jährlich durch plötzlichen Herztod versterbenden Menschen könnte noch leben, wenn es mehr ausgebildete Laienhelfer gäbe, die in der Lage wären, beim Atem- und Kreislaufstillstand sachkundige Erste Hilfe zu leisten und den Zeitraum bis zum Eintreffen des Rettungsdienstes mit einfachen Maßnahmen zu überbrücken. Aus diesem Grunde ist in der Bundesrepublik - wie bereits in anderen Ländern - eine verstärkte Breitenausbildung in den erlernten Maßnahmen der Herz-Lungen-Wiederbelebung und der Frühdefibrillation dringend erforderlich.

Breitenausbildung

Die Statistiken aus anderen Ländern, besonders aus den USA, in denen diese Ausbildung bereits durchgeführt wird, beweisen, dass die Überlebensrate von Betroffenen mit Atem- und Kreislaufstillstand wesentlich höher ist als bei uns. Dort sind von ca. 600.000 Einwohnern 239.000 in Herz-Lungen-Wiederbelebung ausgebildet. Allein dadurch wurde bei Reanimationen eine Erfolgsquote von 30% erreicht! Mit einem angeschlossenen Frühdefibrillationsprojekt stieg diese Erfolgsquote sogar auf über 45%. In Deutschland dagegen liegt die Wiederbelebungsquote trotz des sehr guten Angebots der Organisationen bei ca. 5%.

Erfolgsquote

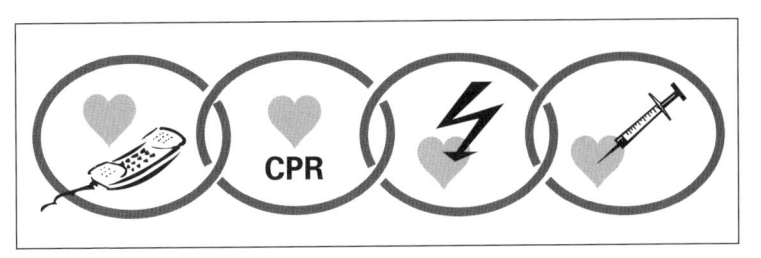

Abb. 1: „Chain of Survival"

Bei plötzlichem Herzversagen ist der Flughafen von Chicago der sicherste Platz der Welt. Auf dem gesamten Gelände des Flughafens sind über 50 Frühdefibrillationsgeräte in einer Entfernung von jeweils ein bis zwei Gehminuten gut sichtbar neben einem Notfalltelefon angebracht. In den ersten Monaten nach Inbetriebnahme des Systems wurden zehn Patienten von ausgebildeten Laienhelfern wiederbelebt, davon acht mit Erfolg.

Anbringung der Defis

Natürlich gab es in den letzten Jahren in vielen Flughäfen, Betrieben und Verwaltungen keinen beobachteten oder beschriebenen plötzlichen Herztod. Aber weil es in vielen Behörden, Betrieben und Verwaltungen noch nicht gebrannt hat, werden auch nicht alle Feuerlöscher abgeschafft.

4.1 Struktur und Dauer der Ausbildung

ERC

Der europäische Wiederbelebungsrat (ERC) unterstützt nachdrücklich das Konzept der Frühdefibrillation in Deutschland innerhalb der Überlebenskette. Er führt hierzu aus:

„Um das Ziel der Frühdefibrillation zu erreichen, ist es unerlässlich, nichtärztliches Personal (Laienhelfer) die Defibrillation unter bestimmten Bedingungen zu erlauben. Der wissenschaftliche und klinische Beweis spricht mit überwältigenden Daten für diese Strategie".

BÄK

Die Bundesärztekammer (BÄK) und die in der Bundesarbeitsgemeinschaft Erste Hilfe zusammenarbeitenden Organisationen sprechen sich nachdrücklich für Ausbildungskonzepte zur Frühdefibrillation durch Laienhelfer aus. Die Frühdefibrillation wird hierbei als wichtiges Glied in der Überlebenskette verstanden.

Ausbildungskonzepte

Im Wesentlichen sind dabei folgende Grundsätze zu beachten:

Die Ausbildung der *Ersthelfer* in Frühdefibrillation muss gemäß § 22 Abs. 1 Satz 3 Medizinproduktegesetz neben den Maßnahmen der Herz-Lungen-Wiederbelebung die sichere und sachgerechte Bedienung und Handhabung der automatisierten externen Defibrillatoren (AED) sicherstellen. Eine Einweisung durch den Hersteller oder durch eine vom Hersteller beauftragte Person (nach § 5 Abs. 1 MPG) in die sachgerechte Handhabung des entsprechenden AED-Geräts muss hierbei sichergestellt sein. Die Einweisung darf nur ein „Gerätebeauftragter" mit der entsprechenden Schulung in das Gerät durchführen. Die Gerätebeauftragten werden durch die Hersteller oder eine vom Hersteller beauftragte und zertifizierte Person geschult und ausgebildet (Medizinprodukteberater).

Ersthelfer

Einweisung

Die zu schulenden Teilnehmer einer AED-Ausbildung müssen nach den Empfehlungen der Bundesarbeitsgemeinschaft Erste Hilfe (BAGEH) eine Teilnahme an einem Erste-Hilfe-Lehrgang und/oder einem Erste-Hilfe-Training durch die Organisationen innerhalb der letzten zwölf Monate nachweisen und über ein Mindestalter von 18 Jahren verfügen.

AED-Ausbildung

BAGEH

Voraussetzungen für eine AED-Schulung

- Teilnahme an einem Erste-Hilfe-Lehrgang und/oder Erste-Hilfe-Training innerhalb der letzten 12 Monate
- Mindestalter 18 Jahre
- Einweisung nach MPG in die sichere und sachgerechte Bedienung eines AED-Geräts

Tab. 1

Die Ausbildung von *Sanitätshelfern der Hilfsorganisationen* werden den jeweiligen Bedürfnissen entsprechend angepasst. Insbesondere die Reanimation mit Hilfsmitteln (Beatmungshilfen etc.) und die Reanimation im Team stehen hierbei im Vordergrund und sind in die Schulungen

Sanitätshelfer

und Basisausbildungen der Hilfsorganisationen zu integrieren und zu modifizieren.

Lehrkräfte Die Aus- und Fortbildung der *Lehrkräfte* findet unter bestimmten Vorbedingungen statt. Eine Lehrkraft muss mindestens eine Rettungssanitäterausbildung besitzen und sich kontinuierlich fortgebildet haben. Ein entsprechender Nachweis wird in der Schulung verlangt und ist vorzulegen. Eine höherwertige rettungsdienstliche Fachausbildung wird hier selbstverständlich angenommen und als gleichwertig angesehen. Ebenso muss die zukünftige Lehrkraft gemäß den gemeinsamen Grundsätzen zur Aus- und Fortbildung der Hilfsorganisationen über eine/n gültige/n Lehrschein/Lehrberechtigung verfügen. Dies entspricht dem bekannten sanitätsdienstlichen Ausbildungsgrad. Andere gleichwertige Ausbildungen in der Notfallmedizin oder der Krankenpflege können

Anerkennung und werden durch die entsprechenden Stellen anerkannt werden. Eine Einweisung in das gültige Lehrprogramm und die Schulung und Autorisierung nach Medizinproduktegesetz als Gerätebeauftragter für die entsprechenden Geräte müssen zwingend vorhanden sein.

Voraussetzungen für Lehrkräfte

- mindestens Rettungssanitäter mit kontinuierlicher Fortbildung
- Lehrkraft gemäß den gemeinsamen Grundsätzen zur Aus- und Fortbildung der Hilfsorganisationen mit gültigem Lehrschein bzw. gültiger Lehrberechtigung
- Einweisung in das Lehrprogramm
- Autorisierung nach Medizinproduktegesetz

Tab. 2

4.2 Anforderungen

4.2.1 Grundeinweisung / Zertifizierung

Als Zielgruppe für die Grundeinweisung/Zertifizierung „Frühdefibrillation" kommen interessierte Laienhelfer, Betriebshelfer, Betriebssanitäter, First Responder, Helfer vor Ort, Sanitätsfachpersonal oder Rettungsdienstmitarbeiter in Betracht. Selbstverständlich steht diese Ausbildungs- und Qualifizierungsschulung jedem Interessierten offen, der über die grundlegenden Teilnahmevoraussetzungen verfügt (vgl. Tab. 1). *Zielgruppe*

Zu den Inhalten der Schulung gehört nicht nur die Bedeutung der Reanimation als wichtiges Glied der Wiederbelebungskette mit der Stellung des Laienhelfers, sondern vielmehr auch wesentliche rechtliche Grundlagen, MPG, Training der Basismaßnahmen der Reanimation, der Algorithmus der Frühdefibrillation, Training mit den Geräten und eine abschließende Erfolgskontrolle (schriftlich und praktisch). *Inhalte der Schulung*

In der acht Unterrichtseinheiten (UE) umfassenden Schulung sollen die Anwender den Algorithmus „Frühdefibrillation mit automatisierten externen Defibrillatoren (AED)" und das Beherrschen des Geräts sicher erlernen sowie mögliche Störungseinflüsse bei der Anwendung zuverlässig erkennen können.

Die Genehmigungsdauer der Zertifizierung über die Grundeinweisung beträgt für alle Anwender ein Jahr. Der Zeitansatz für die Wiederholungsprüfungen beträgt vier Unterrichtseinheiten; diese sind jährlich zu wiederholen. *Genehmigungsdauer*

4.2.2 Trainingsveranstaltung / Rezertifizierung

Alle eingewiesenen Anwender müssen sich alle zwölf Monate rezertifizieren lassen. Diese Wiederholungen sollen neben den rechtlichen Grundlagen und dem MPG besonders das Training im Algorithmus „Frühdefibrillation" und das Basistraining der Reanimation auffrischen. Im *Wiederholungen*

Tab. 3: Zertifizierung / Anwenderschulung

Lernziel	Lerninhalte	Hinweise	Zeit
Eröffnung des Lehrgangs	Vorstellung des Lehrgangsablaufs Vorstellung der Teilnehmer Erwartungshaltung der Teilnehmer Befürchtungen der Teilnehmer Teilnehmerliste	–	1 UE
Bedeutung der Reanimation in der Laienhilfe Überlebenskette und Stellenwert der Frühdefibrillation	Inzidenz des plötzlichen Herztods Überlebenschancen bei Kammerflimmern Einflussfaktoren auf den Wiederbelebungserfolg	–	1 UE
rechtliche Aspekte	Körperverletzung Unterlassung rechtfertigender Notstand Notkompetenz		
Dokumentation und Registrierung	Dokumentationspflicht Absicherung des AED-Anwenders Bedeutung einer Qualitätssicherung	MPG	1 UE
Grundlagen der EKG-Betrachtung	AED-Funktionsweise Analyse und Analysesicherheit	MPBetreibV	1 UE

	Detibrillatoren		
	Algorithmus „Frühdefibrillation"	Rollenverteilung bei der Basisreanimation Rollenverteilung beim AED-Einsatz Handlungsabläufe Abfolge einzelner Schritte in der Reanimation ohne/mit AED	
	Gefahren und Störungen bei außergewöhnlichen und schwierigen Situationen in der Laienhilfe bei Reanimationen	Anwendungskriterien und -beschränkungen für den Einsatz von AED Verhalten in speziellen Situationen Reaktion auf Gerätefehler	Praxistraining	3 UE
	praktisches Training Algorithmus „Basisreanimation" praktisches Training Algorithmus „Frühdefibrillation"	Abfolge der einzelnen Schritte – bei Kammerflimmern, Asystolie, PVT – in speziellen Reanimationssituationen – bei Gerätefehlern und Schwierigkeiten im Algorithmus		
	Zertifizierung	mündliche und ggf. schriftliche Erfolgskontrolle praxisorientierte Erfolgskontrolle anhand von Fallbeispielen Ausgabe der Bescheinigungen Lehrgangsabschluss	Testat mündliche Überprüfung Praxiseinheiten	1 UE
Gesamt				**8 UE**

Tab. 4: Nachschulung / Rezertifizierung

Lernziel	Lerninhalte	Hinweise	Zeit
Eröffnung des Lehrgangs	Vorstellung des Lehrgangsablaufs Vorstellung der Teilnehmer Erwartungshaltung der Teilnehmer Befürchtungen der Teilnehmer Teilnehmerliste	–	1 UE
Überlebenskette und Stellenwert der Frühdefibrillation	Inzidenz des plötzlichen Herztods Überlebenschancen bei Kammerflimmern Einflussfaktoren auf den Wiederbelebungserfolg	Wiederholung	
rechtliche Aspekte	Körperverletzung Unterlassung rechtfertigender Notstand Notkompetenz		1 UE
Dokumentation und Registrierung	Dokumentationspflicht Absicherung des AED-Anwenders Bedeutung einer Qualitätssicherung	Wiederholung MPG	
Grundlagen der EKG-Betrachtung technische Grundlagen der	AED-Funktionsweise Analyse und Analysesicherheit Artefakte und Fehler	Wiederholung Geräte MPBetreibV	

"Frühdefibrillation"	Rollenverteilung beim AED-Einsatz Handlungsabläufe Abfolge einzelner Schritte in der Reanimation ohne/mit AED	Praxistraining	2 UE
Gefahren und Störungen bei außergewöhnlichen und schwierigen Situationen in der Laienhilfe bei Reanimationen	Anwendungskriterien und -beschränkungen für den Einsatz von AED Verhalten in speziellen Situationen Reaktion auf Gerätefehler		
praktisches Training Algorithmus Basisreanimation praktisches Training Algorithmus "Frühdefibrillation"	Abfolge der einzelnen Schritte – bei Kammerflimmern, Asystolie, PVT – in speziellen Reanimationssituationen – bei Gerätefehlern und Schwierigkeiten im Algorithmus ggf. Einbindung neuer Elemente (Beatmungshilfen, -beutel, CardioPump ™ etc.)		
Rezertifizierung	mündliche und ggf. schriftliche Erfolgskontrolle praxisorientierte Erfolgskontrolle anhand von Fallbeispielen Ausgabe der Bescheinigungen Lehrgangsabschluss	Testat mündliche Überprüfung Praxiseinheiten	xx
Gesamt			**4 UE**

Themen — Vordergrund steht hier das sichere Beherrschen des AED-Geräts, die Schulung der Herz-Lungen-Wiederbelebung als Basismaßnahmen, das Erkennen eines Herz-Kreislauf-Stillstands und das mögliche Erkennen von Störungen und Problemen bei der Geräteanwendung. Als Zeitdauer sind vier Unterrichtseinheiten vorgesehen, die Genehmigungsdauer der Rezertifizierung beträgt wiederum ein Jahr.

4.2.3 Instruktoren / Multiplikatoren

Ebenso wichtig wie die ansprechende und teilnehmerorientierte Ausbildung der späteren Anwender ist eine adäquate Schulung der Multiplikatoren, also der Ausbilder Frühdefibrillation. Die Bundesarbeitsgemeinschaft hat hier entsprechende Vorgaben ausgesprochen, die als *Eingangsvoraussetzungen* Eingangsvoraussetzungen zu werten sind. Als Teilnehmer für diese Veranstaltung kommen Rettungssanitäter mit kontinuierlicher Fortbildung, Lehrkräfte mit gültigem Lehrschein bzw. gültiger Lehrberechtigung (gemäß den gemeinsamen Grundsätzen zur Aus- und Fortbildung der Hilfsorganisationen) beziehungsweise Praxisanleiter, Ausbilder Rettungsdienst, sowie Lehrrettungsassistenten der Organisationen in Frage. Das Ziel ist die Vermittlung von Kenntnissen, die für die Wahrnehmung der Aufgaben eines Instruktors/Multiplikators von Frühdefibrillationsprogrammen erforderlich sind. Gleichzeitig werden die Teilnehmer als Gerätebeauftragte der entsprechenden Geräte geschult, die wiederum die späteren Anwender schulen dürfen.

Frühdefibrillationsprogramme

Der Ausbilder für Frühdefibrillation muss also über eine rettungsdienstliche Fachausbildung, und zwar mindestens zum Rettungssanitäter, und über eine sanitätsdienstliche Ausbildungserlaubnis verfügen. Besonders die sanitätsdienstliche Ausbildung dient dem Umgang mit Laien und soll den Ausbilder in die Lage versetzen medizinischen Laien eine logisch strukturierte Schulung anzubie-

medizinische Laien

ten. Beim Umgang mit medizinischen Laien stehen nicht Theorie und Fachwissen im Vordergrund (EKG-Interpretation, Anatomie und Physiologie der Herz-Kreislauf-Systems und ähnliche Themen), sondern vielmehr das Training der Basisreanimation sowie der Umgang mit dem Gerät. Nicht rettungsdienstliche Fakten und Algorithmen des medizinischen Personals sind gefordert, sondern Praxis und einfaches, aufeinander aufbauendes Training.

Eine Schulungsmaßnahme der Multiplikatoren umfasst nach Aussagen der Bundesarbeitsgemeinschaft Erste Hilfe 16 Unterrichtseinheiten. Die zukünftigen Ausbilder bekommen einen Überblick über wissenschaftliche und rechtliche Grundlagen - die Technologie der Defibrillation und die Technik der Frühdefibrillation stehen hier als Ausbildungsinhalte und Lernziele an. Ergänzende Anatomie- und Physiologiekenntnisse und einprägsame Standard-Basisreanimationsmaßnahmen mit Laienhelferbezug, EKG-Schnellinterpretation mit dem Schwerpunkt Medizinproduktegesetz/Medizinprodukte-Betreiberverordnung schließen sich an. Der Algorithmus „Frühdefibrillation" wird mit den Multiplikatoren einstudiert und eingeübt. Die methodische und didaktische Gestaltung des Anwendertrainings mit möglichen Problemfeldern und Schwierigkeiten innerhalb der Schulungsmaßnahmen runden das Ausbildungsangebot ab.

Algorithmus „Frühdefibrillation"

Einen besonderen Stellenwert besitzen die Lernziele „Projektmanagement" und „Qualitätsmanagement" in der Frühdefibrillation. Hier werden Möglichkeiten angeboten das Programm „Frühdefibrillation" innerhalb der Hilfsorganisationen und für interessierte Laien (Betriebe, Firmen, Verwaltungen etc.) umzusetzen. Anschließend wird in Geräte und Auswertungsmöglichkeiten eingewiesen (Dokumentationsmanagement), danach folgen praktische Übungen (Fallbeispiele) als Motivation. Die Bewertung und Beurteilung der Leistungen und die entsprechenden

Bewertung und Beurteilung

Unterrichts-ablauf

Kritikgespräche schließen die Einweisungsveranstaltung ab.

Die in Tabelle 5 dargestellte Unterrichtsverlaufsform bietet sich an und wurde in Rheinland-Pfalz schon mehrfach mit großem Erfolg durchgeführt.

Tab. 5: Unterrichtsverlaufsform einer Ausbilderschulung „Multiplikator/Instruktor für Frühdefibrillation" (Beispiel)

Zeit	Thema
Erster Tag	
09:00 - 09:30 Uhr	Begrüßung und Eröffnung Vorstellungsrunde
09:30 - 12:00 Uhr	Präsentation Frühdefibrillation Grundlagen Technik der Defibrillation und Frühdefibrillation
12:00 - 12:30 Uhr	Mittagspause
13:00 - 14:00 Uhr	Rechtliche Grundlagen der Defibrillation MPG Mutmaßliche Einwilligung Sonstige relevante Gesetzestexte Dokumentation
14:00 - 16:00 Uhr	Ablauf und Konzeption der Unterrichtssequenzen Didaktischer und methodischer Ansatz der Unterrichtssequenzen Präsentation der Unterrichtsmedien
16:00 - 18:00 Uhr	Geräteeinweisung: – LP 500 von Physio-Control – Forerunner1/2 von Laerdal – FRED von Bruker Grundlagen der Gerätetechnik
Zweiter Tag	
08:00 - 08:30 Uhr	Wiederholung, Klärung, Fragen

08:30 - 10:00 Uhr	Gestaltung der Qualitätskontrolle
	Gestaltung und Möglichkeiten des Dokumentationsmanagements
10:00 - 12:00 Uhr	Algorithmen - Umsetzung in der Praxis
	Gerätetraining
	Basistraining
	Frühdefibrillation durch einen Helfer
	Frühdefibrillation durch zwei Helfer
12:00 - 12:30 Uhr	Mittagspause
13:00 - 17:00 Uhr	Zertifizierung
	– mündlich
	– praktisch
ca. 17:00 Uhr	Lehrgangsabschluss

4.2.4 Ärztlicher Koordinator

Frühdefibrillationsprogramme sollten im Rahmen der Aus- und Fortbildung von einem ärztlichen Koordinator begleitet und überwacht werden. Der ärztliche Koordinator überwacht hierbei die Ausbildung und regelmäßige Nachschulung der zur Frühdefibrillation eingesetzten Erst-/Laienhelfer.

Überwachung und Begleitung

Voraussetzungen zum ärztlichen Koordinator „Frühdefibrillation"

- Notarzt mit mindestens dreijähriger Einsatzerfahrung und regelmäßigem Einsatz im Notarztdienst oder intensivmedizinisch erfahrener Arzt
- Erfahrung in der Durchführung notfallmedizinischer Aus- und Fortbildungsmaßnahmen
- eingehende Kenntnis der Empfehlungen für die Wiederbelebung des „Deutschen Beirats für Erste Hilfe und Wiederbelebung - German Resuscitation Council" bei der Bundesärztekammer
- Kenntnis der Rahmenbedingungen der Frühdefibrillation und der Ausbildungsprogramme

---

Tab. 6

Voraussetzungen

Die Voraussetzungen für den ärztlichen Koordinator orientieren sich an den Richtlinien der Bundesarbeitsgemeinschaft Erste Hilfe der Hilfsorganisationen, der ILCOR und der AHA zur Frühdefibrillation und an den anerkannten medizinisch-rechtlichen Standards der BÄK, der DIVI und der BAND.

Aufgaben

Aufgaben des ärztlichen Koordinators sind neben der Überwachung und Verantwortung der Aus- und Fortbildung der Anwender auch die Überprüfung der wissenschaftlichen Hintergründe, die Kontrolle der rechtlichen Grundlagen und Verantwortlichkeiten, die Anpassung der Algorithmen an die Bedürfnisse der Anwender, Projekt-

Qualitätsmanagement

und Qualitätsmanagement und nicht zuletzt Fehleranalyse und Auswertungsmanagement. Weiterhin steht der ärztliche Koordinator als verantwortlicher Arzt innerhalb der Organisationsstruktur der Hilfsorganisationen als Mitentscheider für die Geräteanschaffung und Stationierung zur Verfügung.

Frühdefibrillationen müssen mit automatisierten externen Defibrillatoren (AED-Geräten) durchgeführt werden. Die Auswahl der einzusetzenden Geräte obliegt den Einkäufern der Hilfsorganisationen nach Absprache mit dem ärztlichen Koordinator.

Die Bundesarbeitsgemeinschaft Erste Hilfe fordert für die Frühdefibrillation durch Laien die zeitbezogene Aufzeichnung der folgenden Kriterien durch die eingesetzten Geräte:

Aufzeichnung

- Gerät ein/aus
- Modus (Halbautomat/manuell)
- EKG-Aufzeichnung mind. 20 min
- Ereignisdokumentation
- Gerätemeldungen
- Tastenbedienungen/Eingaben
- Anzahl der Defibrillationen
- Energiestufe.

Eine Sprachaufzeichnung ist bei Erstausstattung mit AED-Geräten wünschenswert.

Jeder Erst- und Frühdefibrillationseinsatz sollte vom ärztlichen Koordinator mit den für den Einsatz verantwortlichen Personen im Nachhinein analysiert, besprochen und bewertet werden. Dies dient der Fehleranalyse und der Überprüfung der Laienhelfer. Bei einem nachfolgenden Feed-back-Gespräch können positive Elemente, Fehler und Probleme beim Geräteeinsatz besprochen werden. Teilnehmen sollten hier alle an der Reanimation Beteiligten unter Moderation des ärztlichen Koordinators.

Fehleranalyse

Die technische Dokumentation der automatisierten externen Defibrillatoren (AED-Geräte) unterliegt der gleichen Aufbewahrungspflicht wie andere medizinische Dokumente. Der ärztliche Koordinator fasst alle Protokolle, die im Rahmen eines Frühdefibrillationseinsatzes erstellt wurden, zusammen. Hierbei ist ein Datenaustausch mit Studien- oder anderen Projektgruppen Frühdefibrillation zur Auswertung sinnvoll und wünschenswert.

Protokolle

Auswertung

Im Einzelnen handelt es sich dabei um ein Protokoll Frühdefibrillation oder ein vorgegebenes Einsatzprotokoll der Hilfsorganisationen/Rettungsdienste (zum Beispiel DIVI-RD-Protokoll, Helfer-vor-Ort-Protokoll, First-Responder-Protokoll, SEG-Protokoll), möglich sind aber auch DIVI-Notarzteinsatzprotokolle. Wünschenswert wäre eine Information der Anwender über das weitere Schicksal des Patienten (Epikrise/Verlegungsbericht/Arztbrief o.Ä.). Hier würde sich ein entsprechendes Outcome-Protokoll anbieten.

4.3 Didaktische Aspekte der Ausbildung

Im Mittelpunkt der Ausbildung „Früh- und Erstdefibrillation" stehen die Teilnehmer sowie das praktische Einüben und Trainieren der gemeinsamen Handlungsabläufe am AED-Gerät. Das bedeutet, dass das reine Vermitteln

praktisches Training

Methoden

von von theoretischen Inhalten immer mehr in den Hintergrund rückt. Die Theorie sollte nur noch kurz, prägnant und zum Verständnis oder zur Aufarbeitung von Wissenslücken eingeflochten werden. Bei den Methoden, die das Lernen in der Gruppe fördern und das Team, aber auch den einzelnen Teilnehmer in den gesamte Geschehen mit einbeziehen, gibt es verschiedene Möglichkeiten, die im Folgenden aufgezeigt werden.

4.3.1 Videoaufzeichnung

Fallbeispiele

Fallbeispiele und Fallsituationen können mit Video aufgezeichnet und später den Übenden präsentiert werden. Die Teilnehmer können so das eigene Verhalten beobachten, überprüfen und analysieren. Hierbei kann der Teilnehmer seine eigenen Fehler beobachten, Fortschritte erkennen und bestätigen und auf diese Weise selbstständig Lernzielkontrollen durchführen. Die Aufzeichnungen können dabei beliebig oft wiederholt werden, auch mit langsamer Bildgeschwindigkeit oder auch als Standbild. So können die verschiedenen Handlungsschritte im Einzelnen und als Ganzes analysiert werden.

Videounterstützte Nachbesprechungen können in der Ausbildung eine wichtige Rolle spielen. Um eine Videoaufzeichnung in die Frühdefibrillationsausbildung zu integrieren, muss der Ausbilder einige Grundsätze beachten:

Grundsätze

- Er schafft eine angstfreie, vertrauensvolle Atmosphäre, lässt Humor, Spaß und Freude an der Ausbildung zu.
- Er sorgt dafür, dass alle Akteure von der Kamera erfasst werden und vermeidet dabei Nahaufnahmen, die einzelne Teilnehmer in den Mittelpunkt des Geschehens stellen.
- Er beginnt die ersten Übungsbeispiele mit einer auflockernden Übung. Die notwendigen Handlungsab-

läufe werden dabei aufgezeichnet und zunächst nicht direkt abgespielt. Im anschließenden Nachgespräch mit den Teilnehmern werden dann gemeinsam die bestehenden Probleme erörtert und Lösungsansätze gesucht und besprochen.
- Der Ausbilder gewöhnt seine Teilnehmer vorsichtig an die Konfrontation mit der Videokamera und zwingt keinen Teilnehmer zu einer Übung mit Aufzeichnung. Die Teilnehmer können selbst festlegen, welche Rolle sie spielen wollen (Akteur, Beobachter ...).
- Die Kamera sollte am Fußende des Übungsmodells aufgestellt werden. Damit ist sichergestellt, dass alle Teilnehmer gleichzeitig aufgenommen werden können.

4.3.2 Nachbesprechung

Eine wesentliche Rolle in der Ausbildung spielt die Nachbesprechung der Übungen. Hierbei stehen Selbstreflexionen und die Kommunikation der Teilnehmer untereinander im Vordergrund. Dieses Lernen durch die Reaktion der anderen auf das eigene Verhalten wird als Feed-back bezeichnet. Wichtig ist, dass das Feed-back niemals zu einer „Gerichtsverhandlung" wird: Hierbei werden die Akteure zu Angeklagten und die Beobachter zu Zeugen und Anklägern, der Ausbilder wird zum Richter. Wichtig ist vielmehr die Reihenfolge des Vorgehens. Folgender Ablauf, bei dem die Selbstkritik der Teilnehmer im Vordergrund steht, hat sich bewährt:

Reflexion

Feed-back

1. spontane Äußerung der Akteure („Blitzlicht")
2. Abspielen der Videoaufzeichnung
3. Teamgespräch, bei dem die Teilnehmer ihre eigenen Wahrnehmungen und Beobachtungen schildern
4. Zusammenfassung der Meinungen und Beobachtungen aller Teilnehmer durch den Ausbilder, Hinführen zu dem vereinbarten Lernziel.

Ablauf

Gesprächs-regeln

Alle an einem Feed-back-Gespräch Beteiligten halten sich dabei an die folgenden Gesprächsregeln:

- Teilnehmer persönlich ansprechen (Sie- oder Du-Form)
- Konjunktive vermeiden, also nicht: „ich würde", „ich hätte", sondern: „ich schlage vor", „ich habe"
- Tatsachen ansprechen: Was wurde wirklich gesehen, gehört?
- Gefühle benennen: Was habe dabei empfunden, welche Gefühle sind entstanden?
- immer die Sache von der Person trennen
- konstruktive Hinweise immer auf der sachlichen Ebene geben
- Lob, Anerkennung und Kritik immer als Ich-Botschaft mitteilen („Ich habe das Vorgehen als zu schnell empfunden.")
- zuhören und nachfragen
- nie verteidigen oder rechtfertigen.

4.3.3 Fallbeispiel

Beim Fallbeispiel stehen die Teilnehmer im Mittelpunkt um am und mit dem Unterrichtsgeschehen zu lernen. Alle Teilnehmer kommen mit Vorerfahrungen und Erkenntnissen aus ihrer eigenen Umwelt in den Lehrgang. Diese **Erfahrungen** Erfahrungen und das Wissen können die Teilnehmer als Einstieg in die Früh- und Erstdefibrillationsschulung einbringen. Zwei oder mehrere Teilnehmer können ein Fallbeispiel aus ihrer Erfahrung zeigen und durchspielen. Somit können sie sich an den eigenen Bedürfnissen orientieren, dieses ist ein wichtiges Element in der gesamten **Video** Ausbildung. Die Fallbeispiele können per Video aufgezeichnet und im Anschluss mit den Übenden besprochen werden. Hiermit lassen sich lernbedingte Verhaltensänderungen aufzeigen. Beteiligt am Fallbeispiel sind immer:

- die Spieler/Akteure mit klaren Rollenaufgaben
- die Beobachter, die klar definierte Beobachteraufträge erhalten haben
- der Ausbilder.

Tipps für die Gestaltung von Fallbeispielen

- Die Fallbeispiele erhalten vom Ausbilder eine *Ablaufstruktur*, ohne dabei einzuengen. Unklarheiten oder fehlende Ziele führen zu Unsicherheit und Verwirrung unter den Teilnehmern. Dadurch ergeben sich Missverständnisse, die Frustration der Teilnehmer ist vorprogrammiert. Ablauf
- Fallbeispiele sollen zeitlich begrenzt werden. Je länger das Fallbeispiel dauert, desto länger wird das entsprechende Feed-back. Mit voranschreitender Zeit stellen sich bei den Teilnehmern Ermüdungserscheinungen und Unaufmerksamkeit ein. Zeit
- Den Spielern muss ausreichend Zeit für die *Vorbereitung* gegeben werden.
- Der Ausbilder muss sich vergewissern, dass alle Beteiligten (Spieler, Beobachter) die *Spielregeln* verstanden haben und diese auch praktizieren. Regeln
- Der Ausbilder darf ein Fallbeispiel nur *unterbrechen*, wenn die Spieler vollkommen von der vorgegebenen Richtung abweichen oder wenn die Zeit überschritten wird.
- Die *Videoaufzeichnung* bezieht sich nur auf das Wesentliche der Darstellung. Eine Aufzeichnung auf Video sollte sich nur auf elementare Veränderungen beziehen (z.B. nicht zehn Minuten HLW aufzeichnen, wenn keine Veränderung eintritt). Nicht die Technik der Herz-Lungen-Wiederbelebung oder die Frühdefibrillation ist wichtig, sondern die Handhabung und die Durchführung in der Gesamtheit. Video

Die Zehn Schritte eines erfolgreichen Fallbeispiels

10 Schritte

1. Die Spieler erhalten Zeit um sich auf ihre Rolle und das Material vorzubereiten.
2. Die Spieler erhalten die Möglichkeit ihre Motivation aufzuzeigen.
3. Die Handlung läuft an, die Videoaufnahme startet.
4. Nach dem Fallbeispiel erhalten die Spieler die Gelegenheit sich spontan zu äußern („Blitzlicht").
5. Die Videoaufzeichnung mit den wichtigsten Elementen wird abgespielt.
6. Die Spieler schildern zunächst ihre Beobachtungen.
7. Die Beobachter erhalten Gelegenheit ihre Eindrücke zu schildern.
8. Der Ausbilder fasst die wichtigsten Aussagen und Meinungen zusammen. Er führt die Teilnehmer so in Richtung des gemeinsamen Lernziels. Er sollte dabei die Eindrücke und Beobachtungen sammeln und visualisieren (z.B. Tafel, Flipchart, Moderationskarten).
9. Die Erkenntnisse und Beobachtungen müssen zu einer Veränderung in den Handlungen der Teilnehmer führen. Die Teilnehmer sollen neue Handlungsfähigkeiten entwickeln.
10. Die wiederholte Durchführung festigt das Erlernte.

4.4 Umsetzung in die Praxis

Grundausbildung

Für die Grundausbildung in der Defibrillation mit dem AED ist ein zeitlicher Umfang von acht Unterrichtseinheiten (UE) anzusetzen. Nachschulungen, die bei relativ regelmäßiger Anwendung mindestens alle zwölf Monate stattfinden sollten, können sich am Stand der jeweiligen Kenntnisse und Fertigkeiten orientieren; in der Regel dürften vier Unterrichtseinheiten angemessen sein. Besonders in der Anfangsphase sind häufigere Nachschulungen sinnvoll (vgl. Tab. 3 und 4).

Nachschulung

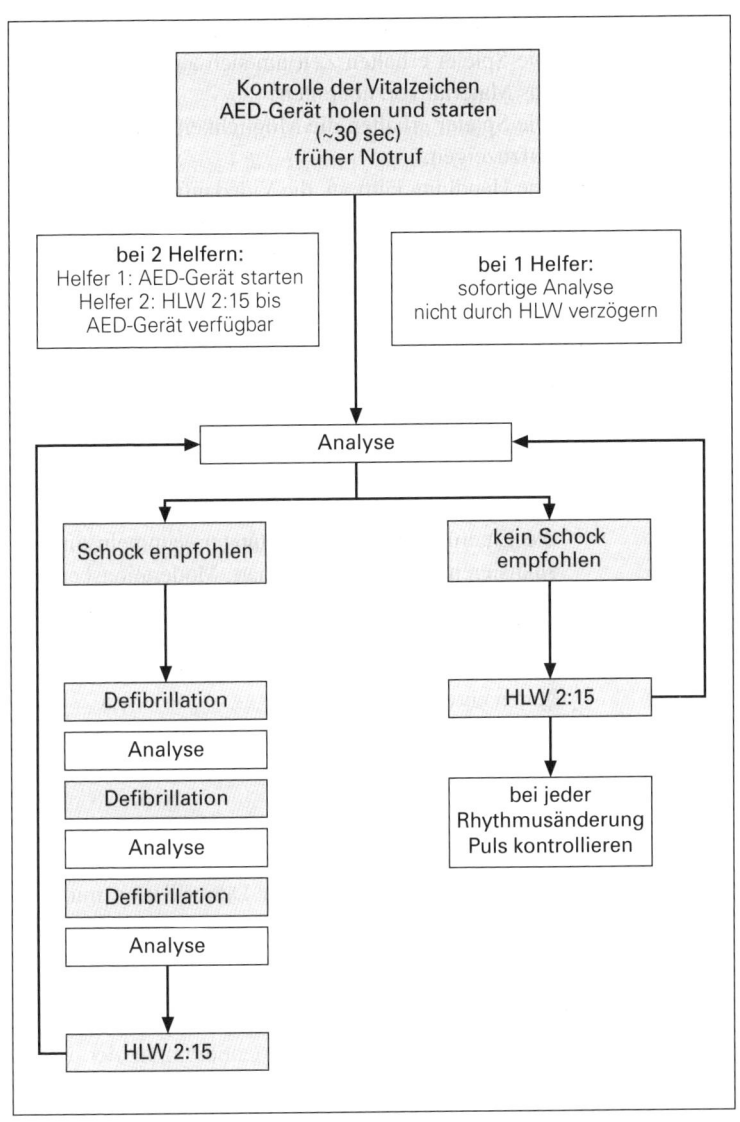

Abb. 2: Ablauf einer Übung zur Frühdefibrillation

Die erfolgreiche Teilnahme an der Grundausbildung sollte nach bestandenem Abschlusstest mit einem schriftlichen Qualifikations- oder Befähigungsnachweis bestätigt werden, der solange gültig bleibt, wie kontinuierlich und erfolgreich an Nachschulungen teilgenommen wird.

Die zehn Gebote der Frühdefibrillation

1. AED-Geräte dürfen nur von geschulten, in der Gerätetechnik eingewiesenen Helfern angewendet werden.
2. Die Anwendung von AED-Geräten erfolgt nur nach der Feststellung von Bewusstlosigkeit und Atem- und Kreislaufstillstand.
3. Zur Vermeidung von Fehlfunktionen wird das Gerät nur am ruhig liegenden Patienten angewendet, nicht während des Transports.
4. Das AED-Gerät darf nicht in explosionsgefährdeter Umgebung, auf nassem oder elektrisch leitendem Untergrund benutzt werden.
5. Die Anwendung an Personen unter zwölf Jahren oder einem geschätzten Körpergewicht unter 35 Kilogramm ist nicht gestattet.
6. Bei Gerätestörungen ist der Ablauf der Frühdefibrillation sofort abzubrechen. Basismaßnahmen sind bis zum Eintreffen des Notarztes weiterzuführen. Basismaßnahmen haben bei jeder Störung des Algorithmus absoluten Vorrang.
7. Die erste Defibrillation sollte nicht später als 90 Sekunden nach Auffinden der Person erfolgen.
8. Der Helfer, der den Halbautomaten bedient, ist „Manager" und gibt den Ablauf der Maßnahmen vor.
9. Während der Analyse und der Durchführung der Defibrillation darf der Patient nicht berührt und auch nicht beatmet werden.
10. Umstehende Personen sind vor der Defibrillation laut und deutlich zu warnen.

Diagnose		
Ansprechen/Anfassen	Ja ☐	Nein ☐
Atmungskontrolle	Ja ☐	Nein ☐
Evtl. Inspektion Rachenraum	Ja ☐	Nein ☐
Evtl. Freimachen der Atemwege	Ja ☐	Nein ☐
Evtl. Pulskontrolle	Ja ☐	Nein ☐
Beatmung		
Richtige Technik	Ja ☐	Nein ☐
Richtiges Volumen	Ja ☐	Nein ☐
Thoraxkompressionen		
Druckpunkt korrekt gesucht	Ja ☐	Nein ☐
Korrekte Drucktiefe	Ja ☐	Nein ☐
Druck- und Entlastungsphase gleich lang	Ja ☐	Nein ☐
Korrekter Rhythmus (2:15)	Ja ☐	Nein ☐
Richtige Druckfrequenz	Ja ☐	Nein ☐
Anwendung AED-Gerät		
1. Defibrillationsserie		
Elektroden richtig platziert	Ja ☐	Nein ☐
Rhythmusanalyse	Ja ☐	Nein ☐
Warnung Umstehender; Sicherheit	Ja ☐	Nein ☐
Schockauslösung gem. Geräteanweisung	Ja ☐	Nein ☐
Störungen erkannt	Ja ☐	Nein ☐
2. Defibrillationsserie		
Elektroden richtig platziert	Ja ☐	Nein ☐
Rhythmusanalyse	Ja ☐	Nein ☐
Warnung Umstehender; Sicherheit	Ja ☐	Nein ☐
Schockauslösung gem. Geräteanweisung	Ja ☐	Nein ☐
Störungen erkannt	Ja ☐	Nein ☐

Abb. 3: Ablaufprotokoll „Basisreanimation" (1)

3. Defibrillationsserie		
Elektroden richtig platziert	Ja ☐	Nein ☐
Rhythmusanalyse	Ja ☐	Nein ☐
Warnung Umstehender; Sicherheit	Ja ☐	Nein ☐
Schockauslösung gem. Geräteanweisung	Ja ☐	Nein ☐
Störungen erkannt	Ja ☐	Nein ☐
Allgemeines		
Frühzeitige Notarztalarmierung	Ja ☐	Nein ☐
Überlegtes und zielsicheres Handeln	Ja ☐	Nein ☐
Klare Führung	Ja ☐	Nein ☐
Anweisungen klar und verständlich	Ja ☐	Nein ☐
Regelmäßige Kontrollen	Ja ☐	Nein ☐
Fehler rechtzeitig erkannt und korrigiert	Ja ☐	Nein ☐
Gute Reaktion auf Zwischenfälle	Ja ☐	Nein ☐
Sicherheit im Algorithmus	Ja ☐	Nein ☐
Bestanden	Ja ☐	Nein ☐

Name

Unterschrift   Datum

Abb. 3: Ablaufprotokoll „Basisreanimation" (2)

4.4.1 Dokumentation

Qualitätssicherung und Dokumentation sind eng miteinander verbunden. Qualitätssicherung stellt sicher, dass eine Dokumentation ihre Aufgabe erfüllt, und Dokumentation ist eine Voraussetzung, um überhaupt Qualitätssicherungsmaßnahmen durchführen zu können.

Qualitätssicherung

Die präklinische Notfallmedizin hat lange in einem Zustand leben können, in dem kaum Fragen nach der Qualität und der Leistung gestellt wurden, weil ein emotionaler Konsens bestand, dass Laienhelfer und auch der Rettungsdienst gute Arbeit leisten. Diese „Aufbauphase" für Laienhelfer und den Rettungsdienst ist inzwischen vorbei. Alle Beteiligten müssen sich daran gewöhnen, den Sinn der präklinischen Tätigkeit wissenschaftlich beweisen zu müssen. In Deutschland gibt es unter dem Zwang zur Kostenreduktion im Gesundheitswesen und auch in der Notfallmedizin aktuelle Beispiele, „Bewährtes" opfern zu müssen. Nur eine lückenlose Dokumentation (Qualitätsmanagement) kann die Argumente liefern, die für die weitere Diskussion notwendig sind.

Das ideale AED-Einsatzprotokoll sollte auf der Entwicklung eines Dokumentationssystems basieren. Dafür muss gewährleistet sein, dass:

1. ein Dokumentationskonzept vorliegt
2. die Dokumentationsinhalte geprüft sind
3. die Datenqualität gesichert ist
4. eine einheitliche Dokumentation vorgeschrieben sowie deren regionale wie überregionale Auswertung (Qualitätsmanagement) sichergestellt ist.

Konzept

4.4.2 Dokumentationsinhalte

Primäre Aufgabe der Notfallmedizin ist die qualifizierte Versorgung des Notfallpatienten und nicht die Datenerhebung. Die Dokumentation darf diese primäre Aufgabe nicht gefährden. Daraus ergibt sich, dass bei einer Regel-

primäre Aufgabe

Auswahl der Daten dokumentation der Umfang der Datenerhebung begrenzt sein muss. Die Auswahl der dokumentierten Daten basiert auf der Relevanz der Information für die Notfallversorgung und auf einer sicheren Übermittlung der Zustandsbeschreibung des Patienten in der Notaufnahme.

Die Notwendigkeit, sich in der Regeldokumentation zu beschränken, war der Grund dafür, dass zum Beispiel mit dem DIVI-Notarzteinsatzprotokoll nur eine Summendokumentation und keine Ablaufdokumentation automatisiert überprüft werden kann. Es gehen weder die Reihenfolge der Maßnahmen noch die Patientenreaktion auf die einzelnen Notarztinterventionen in den Datensatz ein. Ein Qualitätsmanagement im Hinblick auf differenzierte Algorithmen, wie z.B. die der American Heart Association zur kardiopulmonalen Reanimation bei Kammerflimmern, ist daher nicht möglich.

zeitlicher Bezug Für ein ideales Dokumentationssystem müsste jedoch ein Bezug zum zeitlichen Verlauf des Einsatzes sowie zu den Reaktionen des Patienten auf die notärztlichen Interventionen gegeben sein.

4.4.3 Datenqualität

Neben der sicheren Erkennung des Zustands des Notfallpatienten ist eine einheitliche Nomenklatur, eine eindeutige Sprachregelung für die Datenqualität erforderlich. Schon das einfache Merkmal „Eingang der Notfallmeldung" wird in den verschiedenen Rettungsdienstbereichen nicht nach einheitlichen Kriterien definiert. Diesem Problem hat sich z.B. für die Notfallsituation „Herz-Kreislauf-Stillstand" mit großer Sorgfalt die Utstein-Style-Arbeitsgruppe gewidmet, die Definitionen für bestimmte Zeitpunkte während des Reanimationsablaufs festgelegt hat. Hier wird unter dem Gesichtspunkt des Qualitätsmanagements ein Bezug zum Zeitverlauf definiert.

Nomenklatur

Utstein-Style

Vollständigkeit Eine weitere wichtige Determinante für die Qualität der erhobenen Daten ist deren Vollständigkeit. Wird nur ein zufälliger Teil der vorhandenen Daten erfasst, bleibt jede Auswertung fragwürdig. Zwar kann das Design eines Datenerfassungsbogens den Anwender dabei unterstützen, in der Notfallsituation keine Daten zu vergessen, unverzichtbar bleibt aber auch die positive Einstellung jedes Mitarbeiters zur Notwendigkeit einer vollständigen Dokumentation. Die Datenqualität kann auch durch ein entsprechendes Design in der Erfassungs-Software unterstützt oder durch eine automatisierte Erfassung maschinenlesbarer Protokolle vereinfacht werden. *Software*

Wissenschaftliche Daten über die Nützlichkeit von Einzelmaßnahmen und ganzer Therapie- und Einsatzstrategien werden nach der Methodik der Utstein-Style-Gruppe gewonnen. Diese beinhaltet eine weltweit akzeptierte Zusammenstellung von Definitionen, Zeitintervallen und Auswertungsschemata, wobei unter anderem die zeitliche Abfolge aller Maßnahmen möglichst vom Eintritt des Kreislaufstillstands an dokumentiert werden soll und das erreichte Therapieergebnis in definierten Stufen festgehalten wird:

- *Return of spontaneous circulation (ROSC):* Während der Reanimationsmaßnahmen entsteht irgendwann einmal ein Spontankreislauf. *definierte Stufen*
- *Admission to ICU:* Der Patient wird primär stabilisiert auf eine Notfallstation aufgenommen.
- *Discharged alive:* Der Patient wird aus der Klinik entlassen.
- *Survival at one year:* Ein-Jahres-Überlebensrate, meist unter Beurteilung des neurologischen Status.

Diese Formen des „Outcome" der Reanimation beschreiben in großen Studien am besten die Wirksamkeit einzelner Interventionen. Dementsprechend werden aufgrund solcher Daten gesicherte Therapieprinzipien als Standardempfehlungen entwickelt. Des Weiteren ermöglichen die in den Utstein-Style-Empfehlungen niedergelegten Auswertungsschemata einen Vergleich verschiedener, nach diesen Empfehlungen durchgeführter Studien.

Mindestdaten

Als Mindestdatensätze für ein Qualitätsmanagementsystem bzw. für die geforderte Qualitätssicherung und Auswertung sind notwendig:

Einsatzprotokoll

- Dokumentation durch AED-Anwender (Einsatzprotokoll)
  - Einsatzidentifikation
  - Genese des Kreislaufstillstands: vermutlich kardiale Genese, Trauma, andere Ursachen
  - beobachteter Kollaps, Kollaps nach Notruf/vor Eintreffen des Rettungsdienstes, Kollaps in Anwesenheit des Rettungsdienstes/des Notarztes
  - Anwenderreanimation, Qualifikation der Helfer, AED-Einsatz
  - First-Responder-Einsatz, Helfer-vor-Ort-Einsatz, Qualifikation des Personals
  - Notfallort: Privatwohnung, öffentliches Gebäude etc.
  - Wiederherstellung/Eintritt einer spontanen Kreislauffunktion (ROSC)
  - Aufnahme in einer Klinik (Intensivstation) (ICU-admission)

Anwenderdaten

- AED-Anwenderdaten, beteiligte Helfer, beteiligte Rettungsmittel
  - Patientendaten: Name, Vorname, Geburtsdatum, Zielklinik
  - Dokumentation durch das AED-Gerät
  - Einsatzidentifikation
  - Geräteidentifikation
  - initialer EKG-Rhythmus
  - Zeitpunkt: Gerät ein, 1. Analyse, 1. Defibrillation, 1. Rhythmusänderung, Ende der Gerätedokumentation (Zeitabgleich mit „Echtzeit")

- Anzahl der Analysen
- Anzahl der abgegebenen Defibrillationen
- Art der ersten EKG-Rhythmusänderung.

> *Bei der Art Weitergabe von Daten ist zwingend auf die Einhaltung des Datenschutzrechts zu achten.*

5 Leitlinien 2000 zur Reanimation

*M. Gruner,
St. Stegherr,
J. Veith*

Nachdem es bis vor kurzem noch keine international gültigen Empfehlungen für die Wiederbelebung gab, wurde mit dem International Liaison Committee on Resuscitation (ILCOR) eine Organisation gegründet, in der sich alle namhaften Organisationen (European Resuscitation Council, American Heart Association und andere) an der Erstellung einheitlicher Richtlinien auf wissenschaftlicher Grundlage beteiligen. Die aktuellen Empfehlungen des ERC und der AHA vom August des Jahres 2000 sind eingeflossen in die neu erarbeiteten Richtlinien der ILCOR.

ILCOR

5.1 Leitlinien zur Basisreanimation - BLS

Aufgrund einer ganzen Reihe neuer wissenschaftlicher Erkenntnisse aus den vergangenen Jahren haben sich für beinahe alle Bereiche der kardiopulmonalen Reanimation gravierende Änderungen ergeben. Auch didaktische Gründe führten zur Vereinfachung einiger Empfehlungen, so zum Beispiel bei der Suche nach dem korrekten Druckpunkt für die Thoraxkompression (Herzdruckmassage). Das ERC formulierte, dass Reanimationsempfehlungen einfach zu lehren, einfach zu merken und einfach anzuwenden sein müssen („... easy to teach, easy to remember, easy to practice").

Vereinfachungen

Die neuen Leitlinien der ILCOR beinhalten grundlegend veränderte Aussagen zum idealen Zeitpunkt des Absetzens eines Notrufs beim bewusstlosen bzw. reaktionslosen Patienten („phone first" - „phone fast"). Das erste Kriterium ist dabei das Patientenalter von acht Jahren (Patienten, die mindestens acht Jahre alt sind, gelten in den gesamten Leitlinien als Erwachsene). Es gilt:

neue Leitlinien

- *Patient jünger als 8 Jahre - „phone fast":* Hierbei wird ein zunächst primär respiratorisches Versagen angenommen, bei dem zunächst Sofortmaßnahmen ergriffen werden sollen (Atemwegsmanagement, Beatmung):
- *Patientenalter über oder gleich 8 Jahre - „phone first":* Der Notruf soll vor jeder anderen Maßnahme abgesetzt werden. Davon ausgenommen ist nur der zeitnahe Einsatz eines automatisierten externen Defibrillators (AED), der die höchste Priorität hat.

Das ERC empfiehlt in ihrer „Resuscitation 2001", den Notruf erst nach der Überprüfung der Atmung abzusetzen.

Die in mehreren Studien belegte diagnostische Unsicherheit bei der Pulskontrolle hat dazu geführt, dass diese für die Laienreanimation nicht weiter empfohlen wird. Nach der Kontrolle des Bewusstseins, dem Notruf sowie der Kontrolle von Atemwegen und Atmung soll der Laie nur noch nach allgemeinen Zeichen einer Kreislauffunktion suchen: „look for vital signs" (zum Beispiel Schlucken, Husten, Bewegungen); dazu gehört im Allgemeinen auch die Reaktion auf die durchgeführte Atemspende/Beatmung.

Der Begriff „Basismaßnahmen der kardiopulmonalen Reanimation" (BLS) bezieht sich auf das Freimachen und Freihalten der Atemwege, die Atemspende und die Thoraxkompression. Basismaßnahmen sind ohne Hilfsmittel und Geräte möglich und werden im Rahmen der Laienausbildung auch entsprechend eingeübt. Ein möglichst früher Beginn der Basismaßnahmen ist im Hinblick auf die Prognose des Patienten von zentraler Bedeutung. Da bereits nach einem 4 - 5 Minuten dauernden Herz-Kreislauf-Stillstand irreversible neurologische Schäden zu erwarten sind, spielen frühzeitige Reanimationsmaßnahmen durch Laien eine besonders große Rolle.

Die Vorgehensweise beim Auffinden einer offensichtlich bewusstlosen Person ist der folgenden Abbildung zu entnehmen.

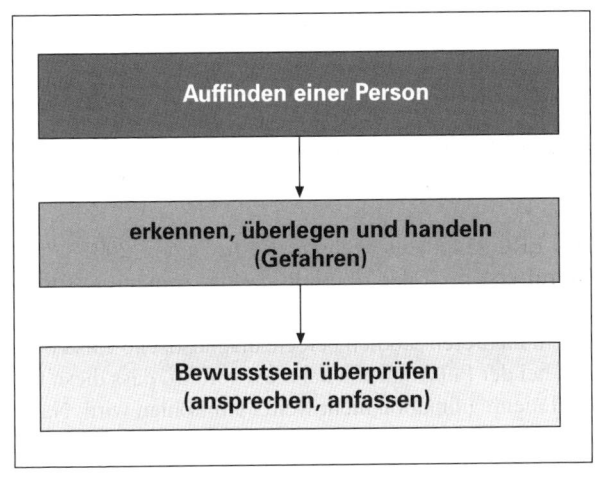

```
┌─────────────────────────────────────┐
│   Auffinden einer Person            │
└─────────────────────────────────────┘
                 ↓
┌─────────────────────────────────────┐
│   erkennen, überlegen und handeln   │
│              (Gefahren)             │
└─────────────────────────────────────┘
                 ↓
┌─────────────────────────────────────┐
│     Bewusstsein überprüfen          │
│      (ansprechen, anfassen)         │
└─────────────────────────────────────┘
```

Abb. 1: Auffinden einer bewusstlosen Person

Dieser „Algorithmus" geht davon aus, dass der Ersthelfer allein ist. Bei erhaltenem Bewusstsein wird der Patient in kurzen Intervallen angesprochen. Bei Bewusstseinsverlust sollte sofort *um Hilfe gerufen* werden. Anschließend *wird der Mund geöffnet, der Kopf überstreckt und der Unterkiefer angehoben* (Vorsicht bei Verdacht auf Verletzung der Halswirbelsäule!). Bei sichtbarer Verlegung durch Fremdkörper (zum Beispiel durch Zähne, Erbrochenes, anderes) sind diese sofort zu entfernen (Abb. 2 und 3).

Notruf

Laien werden nicht mehr in speziellen Methoden der Fremdkörperbeseitigung unterrichtet, nur falls die Atemspende nicht gelingt, wird auf eine Inspektion der Mundhöhle mit einem anschließenden Freiräumen mit den Fingern verwiesen.

Atemspende

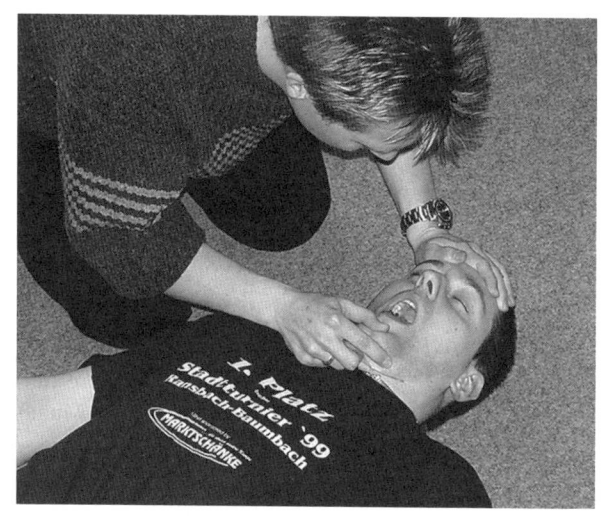

Abb. 2: Inspektion Mund-Rachen-Raum

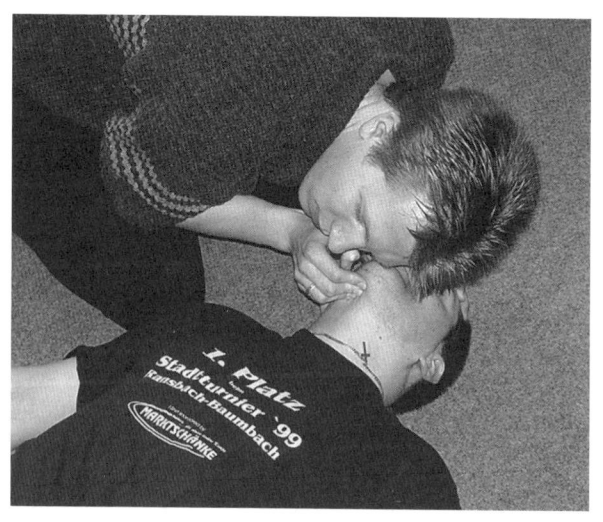

Abb. 3: Atemkontrolle

Es folgt die *Überprüfung der Atemtätigkeit* durch Beobachten von Thoraxbewegungen, Hören und Fühlen des Atemstroms an der eigenen Wange (nicht länger als fünf Sekunden). Der Laie kann eine effektive Atemspende an einer sichtbaren Brustkorbbewegung erkennen.

Atemkontrolle

Für die Initialphase eines „klassischen", kardial bedingten Herz-Kreislauf-Stillstands wird der Thoraxkompression (Herzdruckmassage) eine höhere Priorität eingeräumt als der Atemspende/Beatmung. Dafür werden folgende Argumente angeführt:

Herzdruckmassage

- Die Angst vor Infektion und eine Ekelbarriere hindern viele Laien an der Durchführung einer Mund-zu-Mund- bzw. Mund-zu-Nase-Beatmung.
- Die Durchführung von Thoraxkompressionen ohne Atemspende ist sinnvoller als überhaupt keine Maßnahmen.
- Bei vielen Patienten kann eine terminale Schnappatmung für kurze Zeit noch eine gewisse Restoxygenierung aufrechterhalten.
- Bei beobachtetem Herz-Kreislauf-Stillstand besteht eine gewisse Sauerstoffreserve, so dass die Herzdruckmassage im Vergleich zur Ventilation als höherwertig angesehen werden kann.
- Im Rahmen der so genannten „Telefonreanimation" (Durchführung telefonisch angeleiteter Reanimationsmaßnahmen durch Leitstellendisponenten) besteht ein erheblich höherer Erklärungsbedarf, wenn Atemspende und Thoraxkompressionen instruiert werden müssen. Die Thoraxkompression als alleinige Maßnahme bis zum Eintreffen des Rettungsdienstes kann daher Zeitvorteile ergeben („chest compression only is better than no CPR").

Daraus leitet sich die Empfehlung der ILCOR ab, dass der Laie auf die Mund-zu-Mund- bzw. Mund-zu-Nase-

ggf. Verzicht auf Beatmung

Beatmung verzichten kann, wenn er sich dazu nicht in der Lage fühlt. Ein Verzicht auf die Atemspende kann nur in Ausnahmefällen toleriert werden („Ekelbarriere", Telefonreanimation), ist jedoch keine generelle Empfehlung. Für professionelle Helfer gilt diese Empfehlung bislang auch nicht in Ausnahmefällen - diese sollten stets sowohl eine konsequente effektive Beatmung als auch die Thoraxkompression durchführen.

CPR Nachfolgend wird die *kardiopulmonale Reanimation (CPR)* folgendermaßen durchgeführt:
Der Patient sollte auf dem Rücken und auf einer stabilen, flachen Unterlage liegen. Es folgen zwei Atemspenden (Kopf überstrecken, Tidalvolumen ca. 700 - 1.000 ml bei Erwachsenen). Mit dem Mittel- und Zeigefinger wird am Rippenbogen entlang getastet bis zu dem Punkt, an dem die Rippen zusammenlaufen (Schwertfortsatz, Xiphoid). Der Mittelfinger wird dort fixiert, der Zeigefinger direkt darüber (kopfwärts) aufs Sternum gelegt. Mit Kontakt zum Zeigefinger legt man den Handballen der anderen

Druckpunkt Hand auf das Brustbein (Druckpunkt), also zwei Querfinger über dem Schwertfortsatz. Die Handfläche der ersten Hand wird nun darauf gelegt, die Finger verschränken sich dabei. Dadurch kann gleichmäßig Druck auf den Thorax ausgeübt werden. Die Schultern positionieren sich direkt senkrecht zum Druckpunkt, die Arme bleiben gestreckt, um den Thorax ca. 4 - 5 cm tief gegen die Wirbelsäule zu drücken. Die Dekompression geschieht passiv durch Entlastung des Thorax. Die Thoraxkompressionen erfolgen mit einer Frequenz von 100/min.

Ein-/Zwei-Helfer-Methode Gemäß der Ein-Helfer-Methode müssen nach jeweils zwei Atemspenden 15 Thoraxkompressionen folgen. Die Zwei-Helfer-Methode sieht ein ebenfalls ein Verhältnis von zwei Atemspenden zu 15 Thoraxkompressionen vor. Bei fachgerecht durchgeführter Reanimation wird hierbei ein Minimalkreislauf von ca. 20 - 40% der Norm erzeugt.

5.2 Leitlinien zur Frühdefibrillation

Bei der Frühdefibrillation muss zwischen der Früh-/Erstdefibrillation durch den Laienhelfer und der Frühdefibrillation durch nichtärztliches medizinisches Fachpersonal unterschieden werden.

Laienhelfer/ Fachpersonal

5.2.1 Frühdefibrillation durch Laienhelfer
Der Laienhelfer stellt den Ersthelfer dar, dessen medizinisches Wissen sich mindestens über die Erste Hilfe und den Umgang mit einem AED erstreckt.

Kontrolle der Vitalfunktionen
Zu Beginn erfolgt die *Bewusstseinskontrolle*, das heißt, die betroffene Person wird angesprochen und bei fehlender Reaktion ein Schmerzreiz im Bereich der Schulter gesetzt. Bleibt auch der Schmerzreiz ohne Reaktion, gilt die betroffene Person als bewusstlos.

Ansprache

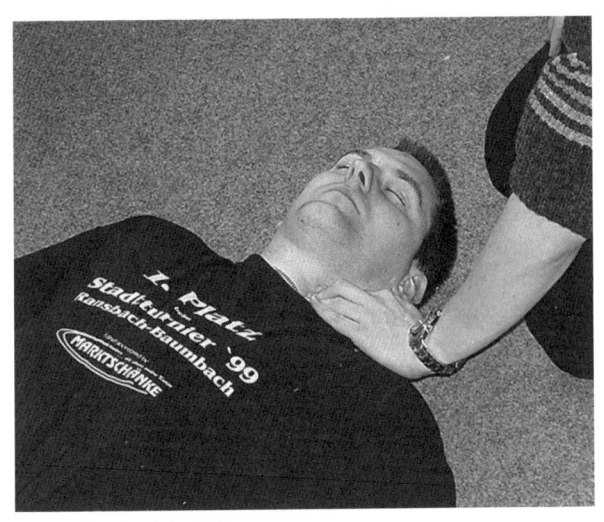

Abb. 4: Karotispulskontrolle

Nun wird die *Atmung* überprüft. Ist keine Atmung vorhanden, wird der Patient initial zweimal *suffizient* beatmet. Werden während der beiden Beatmungen keine Kreislaufzeichen festgestellt, muss eine *Pulskontrolle* mit einer Dauer von maximal zehn Sekunden einseitig an der Halsschlagader (A. carotis) erfolgen. Kann kein Puls getastet werden, gilt der Kreislaufstillstand als gesichert und der AED wird angelegt.

Anbringen der Elektroden
Stehen zwei Helfer zur Verfügung, wird von Helfer 1 der AED angebracht, während Helfer 2 den Notruf absetzt. Sofort nach dem Anbringen der Klebeelektroden (vgl. Kap. 2, Abb. 8) wird der AED gestartet. Das Gerät führt daraufhin eine Analyse durch. Während der Analyse darf der Patient nicht berührt werden. Hat der AED den Herzrhythmus analysiert, empfiehlt er gegebenenfalls bis zu drei Defibrillationen, die von Helfer 1 ausgelöst werden. Dabei hat der Anwender des AED darauf zu achten, dass vor der Schockauslösung alle umstehenden Personen aufgefordert werden, vom Patienten zurückzutreten, um den Schock sicher auslösen zu können, und dies per Rundumblick zu kontrollieren („Achtung Defibrillation! Weg vom Patienten!").

Nach drei Defibrillationen müssen von Helfer 1 eine Atemwegs- und Atemkontrolle sowie eine Kreislaufkontrolle erfolgen. Sind weiterhin weder Atmung noch sichere Kreislaufzeichen vorhanden, ist unverzüglich mit der Basisreanimation zu beginnen. Helfer 1 übernimmt hierbei die Beatmung in Form einer Atemspende (Mund-zu-Nase-/Mund-zu-Mund-Beatmung), bis eine deutlich sichtbare Erhebung des Thorax auftritt. Helfer 2 führt die Thoraxkompression durch (Rhythmus 2 : 15).

Nach einer Minute Basisreanimation wiederholt sich der ganze Zyklus, indem der AED wieder eine Analyse beginnt und den Anwender auffordert, von der betroffenen

Person zurückzutreten. Kommt es aber aufgrund einer Defibrillation zu einer Rhythmusänderung im Sinne eines nicht defibrillationswürdigen Rhythmus, fordert der AED zur Pulskontrolle auf, die bei Pulslosigkeit von einer 3-minütigen Basisreanimation gefolgt ist.

Rhythmusänderung

5.2.2 Frühdefibrillation durch nichtärztliches medizinisches Fachpersonal

Bei der Frühdefibrillation durch nichtärztliches medizinisches Fachpersonal sind prinzipiell *zwei Handlungsabläufe* möglich. Vorausgesetzt wird bei der Frühdefibrillation immer, dass der Notruf bereits erfolgt ist, da ansonsten nicht mit der Hilfe durch Fachpersonal mit entsprechendem Material zu rechnen ist.

Fachpersonal

Handlungsablauf I

Durch den Helfer 1 wird die *Bewusstseinskontrolle* durchgeführt. Die betroffene Person wird laut angesprochen, bei Nichtreaktion wird ein Schmerzreiz im Bereich der Schulter gesetzt. Erfolgt auch darauf keine Reaktion, gilt die betroffene Person als bewusstlos. Es erfolgt die Inspektion des Mund-Rachen-Raums und, wenn erforderlich, dessen Freimachen. Währenddessen werden durch Helfer 2 der Beatmungsbeutel inkl. Sauerstoffreservoir sowie ein Guedel-Tubus bereitgestellt.

Ansprache

Beatmungsbeutel, Guedel-Tubus

Helfer 1 führt nach Feststellung des *Atemstillstands* zwei Beatmungen durch, überprüft anhand der Karotispulskontrolle den Kreislauf und beginnt nach Feststellung des Herz-Kreislauf-Stillstands mit dem Aufbringen der Klebeelektroden.

Helfer 2 führt in dieser Zeit 15 Thoraxkompressionen durch. Kann Helfer 1 während der ersten 15 Thoraxkompressionen die Elektroden nicht platzieren, erfolgen durch ihn nochmals zwei Beatmungen und die endgültige Platzierung der Elektroden. In dieser Zeit führt Helfer 2 wiederum 15 Thoraxkompressionen durch. Helfer 1 startet

Thoraxkompression

Analyse — nun den AED, der nach dem Selbsttest die Analyse startet und gegebenenfalls bis zu drei Defibrillationen empfiehlt, die von Helfer 1 ausgelöst werden. Diese Zeit wird von Helfer 2 zur Vorbereitung der Intubation und eventueller weiterer Maßnahmen (z.B. venöser Zugang, Medikamente) genutzt.

Pulskontrolle — Nach der dritten Defibrillation erfolgen durch Helfer 1 eine Pulskontrolle und bei weiterer Pulslosigkeit zwei Beatmungen, die wiederum von 15 Thoraxkompressionen durch Helfer 2 gefolgt sind.

Nach einer Minute Basisreanimation geht der AED wieder in einen Analysemodus über; in dieser Zeit darf die betroffene Person nicht berührt werden um einen Analyseabbruch durch Artefakte auszuschließen. Liegt weiterhin ein defibrillationswürdiger Rhythmus vor, wird der AED erneut eine Schockabgabe empfehlen. Liegt kein defibrillationswürdiger Rhythmus vor, fordert der AED zur Pulskontrolle auf. Ist durch Helfer 1 kein Puls tastbar, wird für drei Minuten die Basisreanimation durchgeführt. Danach veranlasst der AED automatisch eine weitere Rhythmusanalyse.

Handlungsablauf II

Durch den Helfer 1 wird die *Bewusstseinskontrolle* durchgeführt.

Ansprache — Die betroffene Person wird laut angesprochen, bei Nichtreaktion wird ein Schmerzreiz im Bereich der Schulter gesetzt. Erfolgt auch darauf keine Reaktion, gilt die betroffene Person als bewusstlos. Es erfolgt die Inspektion des Mund-Rachen-Raums und, wenn erforderlich, dessen Freimachen. Im direkten Anschluss wird der

Pulskontrolle — *Puls* an der A. carotis kontrolliert.

Währenddessen werden von Helfer 2 die Klebeelektroden auf den zuvor entkleideten Oberkörper aufgebracht

Analyse — und der AED gestartet. Während der Analyse darf der Patient nicht berührt werden, daher kann Helfer 2 in dieser Zeit die Beatmungshilfen und die Intubation vorbereiten.

Von Helfer 1 werden nach Aufforderung durch den AED bis zu drei Schocks abgegeben. Ist die dritte Defibrillation beendet, fordert der AED zur Pulskontrolle auf, die von Helfer 1 durchgeführt wird. Stellt er eine Pulslosigkeit fest, beginnt nun die Basisreanimation durch zwei Helfer (Helfer 1: jeweils 2 Beatmungen; Helfer 2: jeweils 15 Thoraxkompressionen). Nach einer Minute Basisreanimation werden die Helfer vom AED wieder aufgefordert, vom Betroffenen zurückzutreten um eine erneute Analyse durchführen zu können. Dieser Zyklus wiederholt sich immer wieder, bis eine Rhythmusänderung durch den AED erkannt wird.

Basisreanimation

Kommt es innerhalb eines Zyklus zur Rhythmusänderung, bei der ein nicht defibrillationswürdiger Rhythmus entsteht, wird der Anwender zur Pulskontrolle aufgefordert. Stellt er eine Pulslosigkeit fest, folgt eine 3-minütige Basisreanimation.

Rhythmusänderung

Danach schließen sich ein neuer Analyseblock durch den AED an und je nach Ergebnis eine Fortsetzung der Basisreanimation oder aber eine erneute Defibrillationsserie.

5.3 Algorithmus Basisreanimation

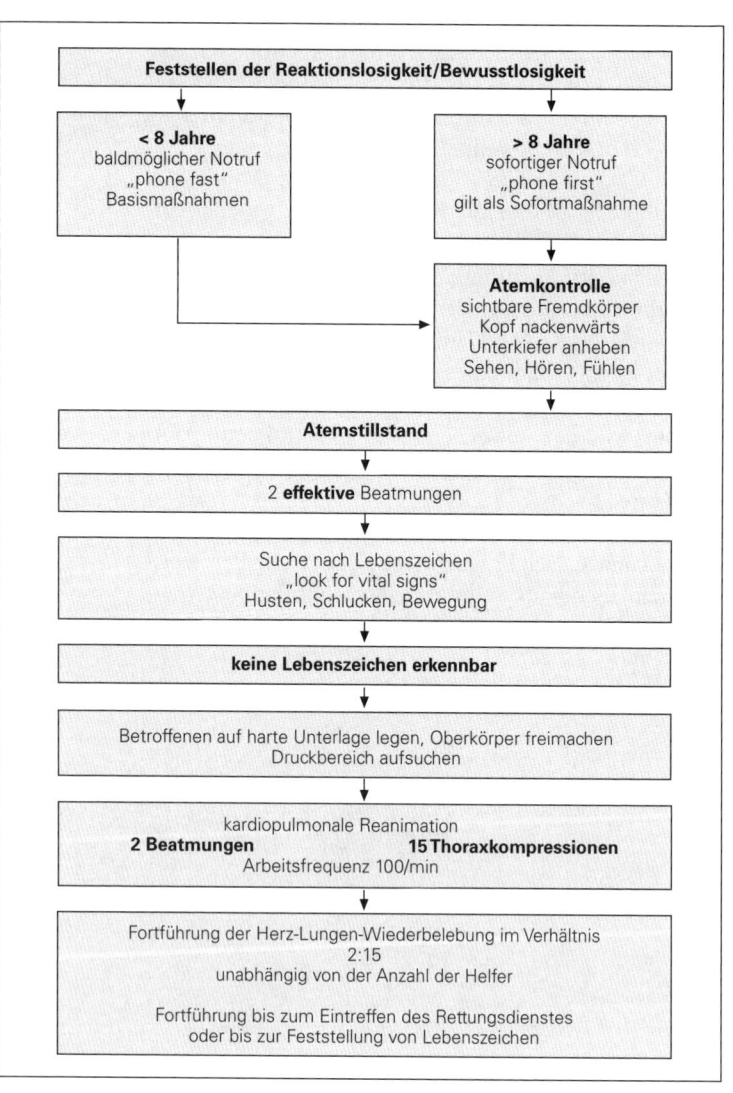

```
┌─────────────────────────────────────────────────────────┐
│       Feststellen der Reaktionslosigkeit/Bewusstlosigkeit │
└─────────────────────────────────────────────────────────┘
           │                              │
           ▼                              ▼
  ┌─────────────────┐           ┌─────────────────────┐
  │    < 8 Jahre    │           │     > 8 Jahre       │
  │ baldmöglicher   │           │  sofortiger Notruf  │
  │    Notruf       │           │   „phone first"     │
  │  „phone fast"   │           │ gilt als Sofort-    │
  │ Basismaßnahmen  │           │     maßnahme        │
  └─────────────────┘           └─────────────────────┘
           │                              │
           │                              ▼
           │                  ┌─────────────────────┐
           │                  │    Atemkontrolle    │
           └─────────────────▶│ sichtbare Fremdkörper│
                              │ Kopf nackenwärts    │
                              │ Unterkiefer anheben │
                              │ Sehen, Hören, Fühlen│
                              └─────────────────────┘
                                        │
                                        ▼
                              ┌─────────────────────┐
                              │    Atemstillstand   │
                              └─────────────────────┘
                                        │
                                        ▼
                              ┌─────────────────────┐
                              │ 2 effektive Beatmungen│
                              └─────────────────────┘
                                        │
                                        ▼
                         ┌──────────────────────────┐
                         │ Suche nach Lebenszeichen │
                         │   „look for vital signs" │
                         │ Husten, Schlucken, Bewegung│
                         └──────────────────────────┘
                                        │
                                        ▼
                         ┌──────────────────────────┐
                         │ keine Lebenszeichen erkennbar│
                         └──────────────────────────┘
                                        │
                                        ▼
      ┌──────────────────────────────────────────────────┐
      │ Betroffenen auf harte Unterlage legen, Oberkörper │
      │ freimachen - Druckbereich aufsuchen              │
      └──────────────────────────────────────────────────┘
                                        │
                                        ▼
      ┌──────────────────────────────────────────────────┐
      │          kardiopulmonale Reanimation             │
      │  2 Beatmungen        15 Thoraxkompressionen      │
      │          Arbeitsfrequenz 100/min                 │
      └──────────────────────────────────────────────────┘
                                        │
                                        ▼
      ┌──────────────────────────────────────────────────┐
      │ Fortführung der Herz-Lungen-Wiederbelebung im    │
      │                 Verhältnis 2:15                  │
      │        unabhängig von der Anzahl der Helfer      │
      │                                                  │
      │  Fortführung bis zum Eintreffen des Rettungs-    │
      │  dienstes oder bis zur Feststellung von          │
      │  Lebenszeichen                                   │
      └──────────────────────────────────────────────────┘
```

Abb. 5: Algorithmus Basisreanimation

5.4 Ablaufschemata zur Frühdefibrillation

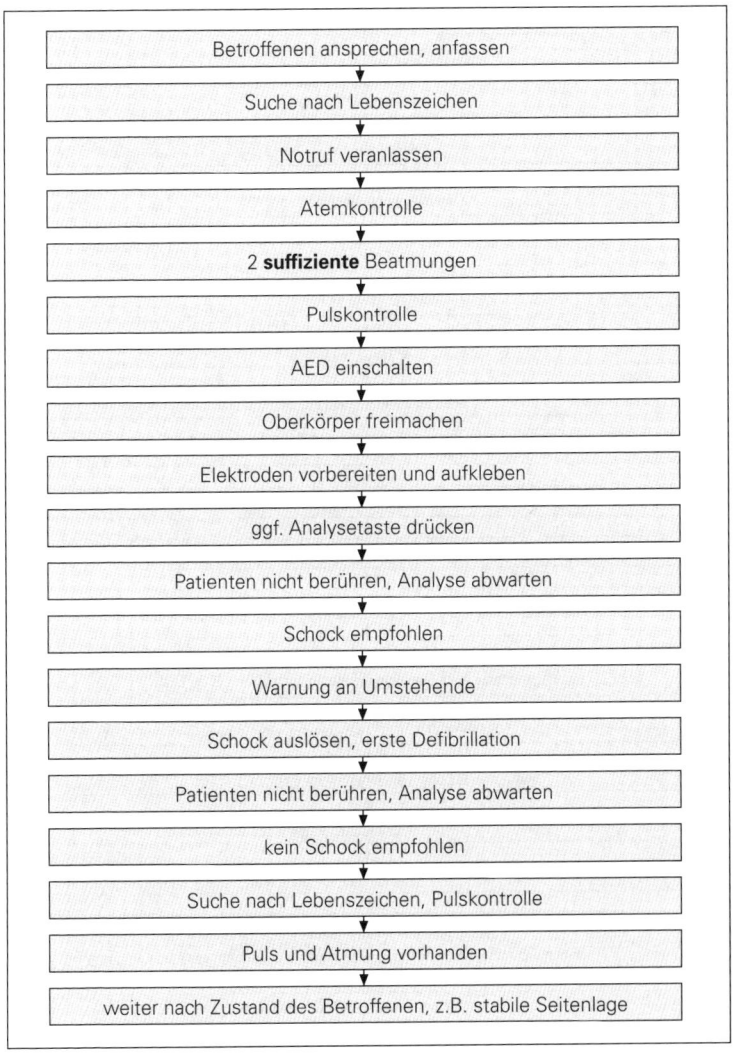

```
Betroffenen ansprechen, anfassen
            ↓
Suche nach Lebenszeichen
            ↓
Notruf veranlassen
            ↓
Atemkontrolle
            ↓
2 suffiziente Beatmungen
            ↓
Pulskontrolle
            ↓
AED einschalten
            ↓
Oberkörper freimachen
            ↓
Elektroden vorbereiten und aufkleben
            ↓
ggf. Analysetaste drücken
            ↓
Patienten nicht berühren, Analyse abwarten
            ↓
Schock empfohlen
            ↓
Warnung an Umstehende
            ↓
Schock auslösen, erste Defibrillation
            ↓
Patienten nicht berühren, Analyse abwarten
            ↓
kein Schock empfohlen
            ↓
Suche nach Lebenszeichen, Pulskontrolle
            ↓
Puls und Atmung vorhanden
            ↓
weiter nach Zustand des Betroffenen, z.B. stabile Seitenlage
```

Abb. 6: Ablaufschema Frühdefibrillation durch einen Helfer (Laie)
  - Erfolg nach einer Defibrillation

```
Betroffenen ansprechen, anfassen
        ↓
Suche nach Lebenszeichen
        ↓
Notruf veranlassen
        ↓
Atemkontrolle
        ↓
2 suffiziente Beatmungen
        ↓
Pulskontrolle
        ↓
AED einschalten
        ↓
Oberkörper freimachen
        ↓
Elektroden vorbereiten und aufkleben
        ↓
ggf. Analysetaste drücken
        ↓
Patienten nicht berühren, Analyse abwarten
        ↓
kein Schock empfohlen
        ↓
Suche nach Lebenszeichen, Pulskontrolle
        ↓
1 min Reanimation
(Atemspende/Thoraxkompressionen im Verhältnis 2:15)
        ↓
nach 1 min erneute Analyse
        ↓
Patienten nicht berühren, Analyse abwarten
        ↓
kein Schock empfohlen
        ↓
Suche nach Lebenszeichen, Pulskontrolle
        ↓
1 min Reanimation
(Atemspende/Thoraxkompressionen im Verhältnis 2:15)
        ↓
weiter nach Vorgabe des Geräts
```

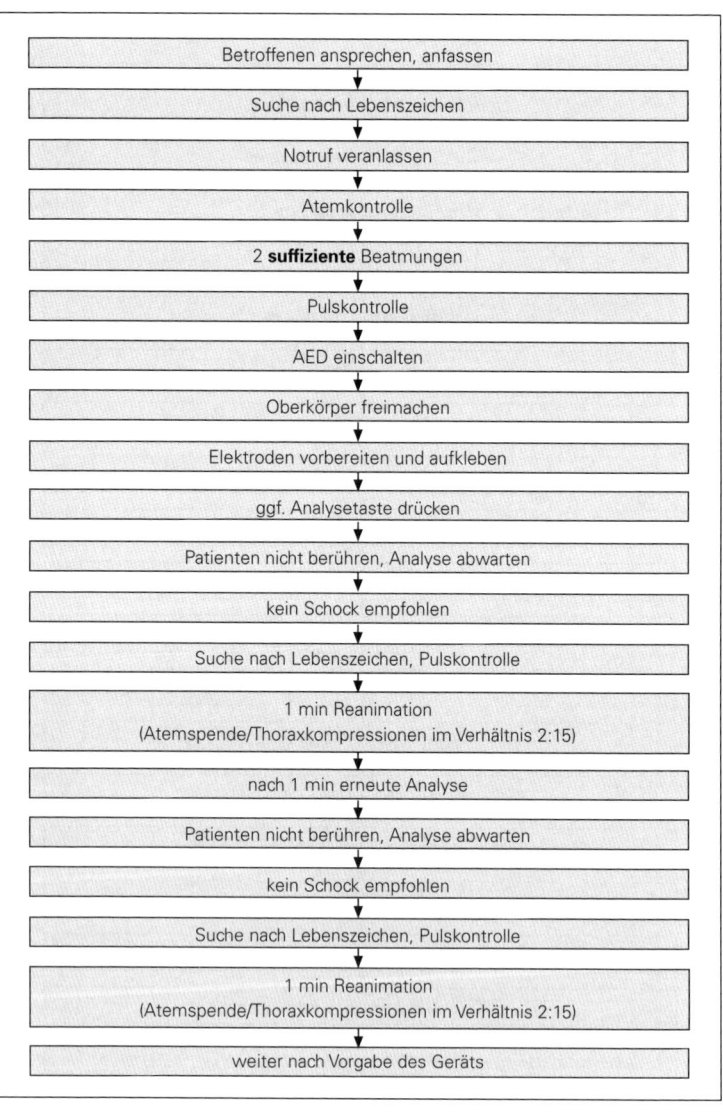

Abb. 7: Ablaufschema Frühdefibrillation durch einen Helfer (Laie)
 - kein defibrillationswürdiger Rhythmus

```
┌─────────────────────────────────────────────────────────────────────────────┐
│ Betroffenen ansprechen, anfassen / Suche nach Lebenszeichen / Notruf veranlassen │
└─────────────────────────────────────────────────────────────────────────────┘
                                    ▼
                              Atemkontrolle
                                    ▼
                          2 **suffiziente** Beatmungen
                                    ▼
                              Pulskontrolle
                                    ▼
                              AED einschalten
                                    ▼
                           Oberkörper freimachen
                                    ▼
                     Elektroden vorbereiten und aufkleben
                                    ▼
                           ggf. Analysetaste drücken
                                    ▼
                    Patienten nicht berühren, Analyse abwarten
                                    ▼
                               Schock empfohlen
                                    ▼
                      Schock auslösen, erste Defibrillation
                                    ▼
                    Patienten nicht berühren, Analyse abwarten
                                    ▼
                     Schock auslösen, zweite Defibrillation
                                    ▼
                    Patienten nicht berühren, Analyse abwarten
                                    ▼
                     Schock auslösen, dritte Defibrillation
                                    ▼
                       Suche nach Lebenszeichen, Pulskontrolle
                                    ▼
          1 min Reanimation (Atemspende/Thoraxkompressionen im Verhältnis 2:15)
                                    ▼
                           nach 1 min erneute Analyse
                                    ▼
                               Schock empfohlen
                                    ▼
                     Schock auslösen, vierte Defibrillation
                                    ▼
                    Patienten nicht berühren, Analyse abwarten
                                    ▼
                     Schock auslösen, fünfte Defibrillation
                                    ▼
                    Patienten nicht berühren, Analyse abwarten
                                    ▼
                     Schock auslösen, sechste Defibrillation
                                    ▼
                           weiter nach Vorgabe des Geräts
```

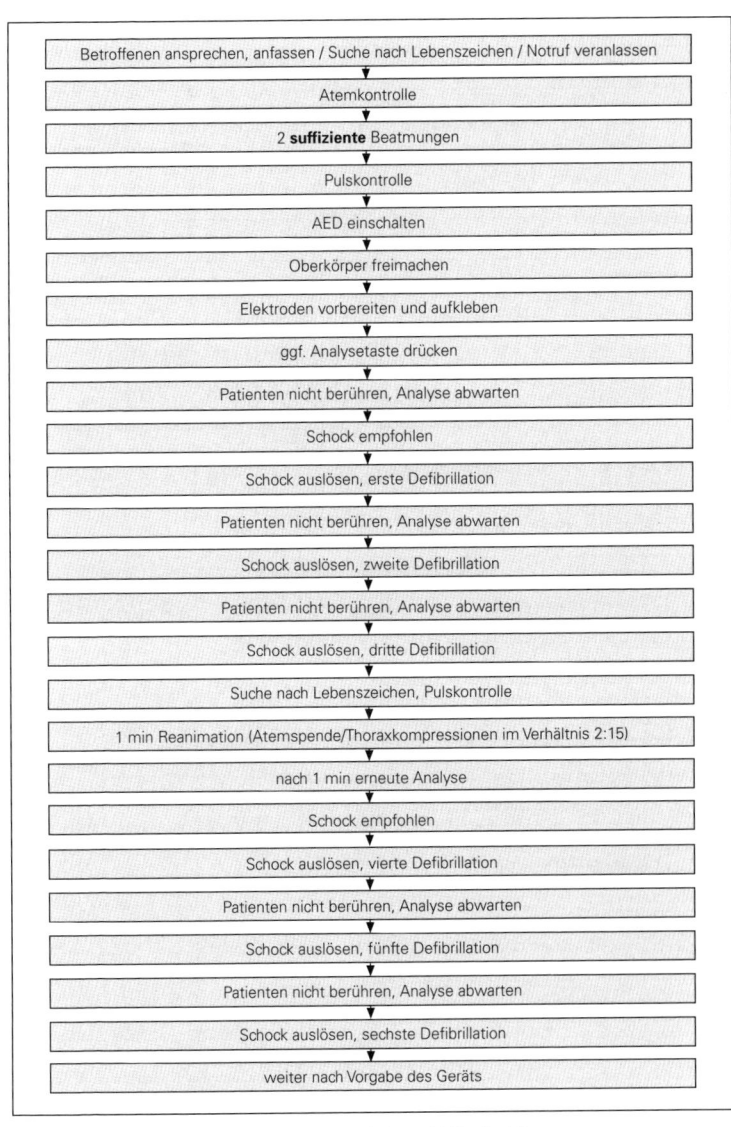

Abb. 8: Ablaufschema Frühdefibrillation durch einen Helfer (Laie)
    - keine erfolgreiche Defibrillation

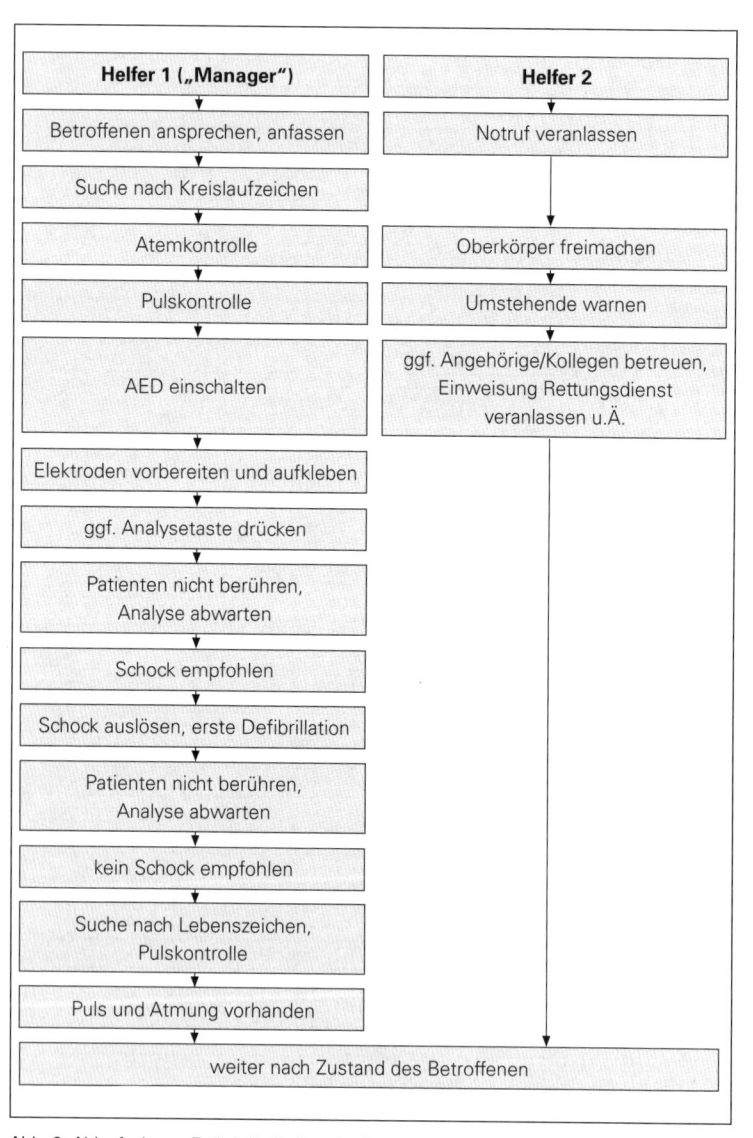

Helfer 1 („Manager")	Helfer 2
Betroffenen ansprechen, anfassen	Notruf veranlassen
Suche nach Kreislaufzeichen	
Atemkontrolle	Oberkörper freimachen
Pulskontrolle	Umstehende warnen
AED einschalten	ggf. Angehörige/Kollegen betreuen, Einweisung Rettungsdienst veranlassen u.Ä.
Elektroden vorbereiten und aufkleben	
ggf. Analysetaste drücken	
Patienten nicht berühren, Analyse abwarten	
Schock empfohlen	
Schock auslösen, erste Defibrillation	
Patienten nicht berühren, Analyse abwarten	
kein Schock empfohlen	
Suche nach Lebenszeichen, Pulskontrolle	
Puls und Atmung vorhanden	
weiter nach Zustand des Betroffenen	

Abb. 9: Ablaufschema Frühdefibrillation durch zwei Helfer (Laien)
- Erfolg nach einer Defibrillation

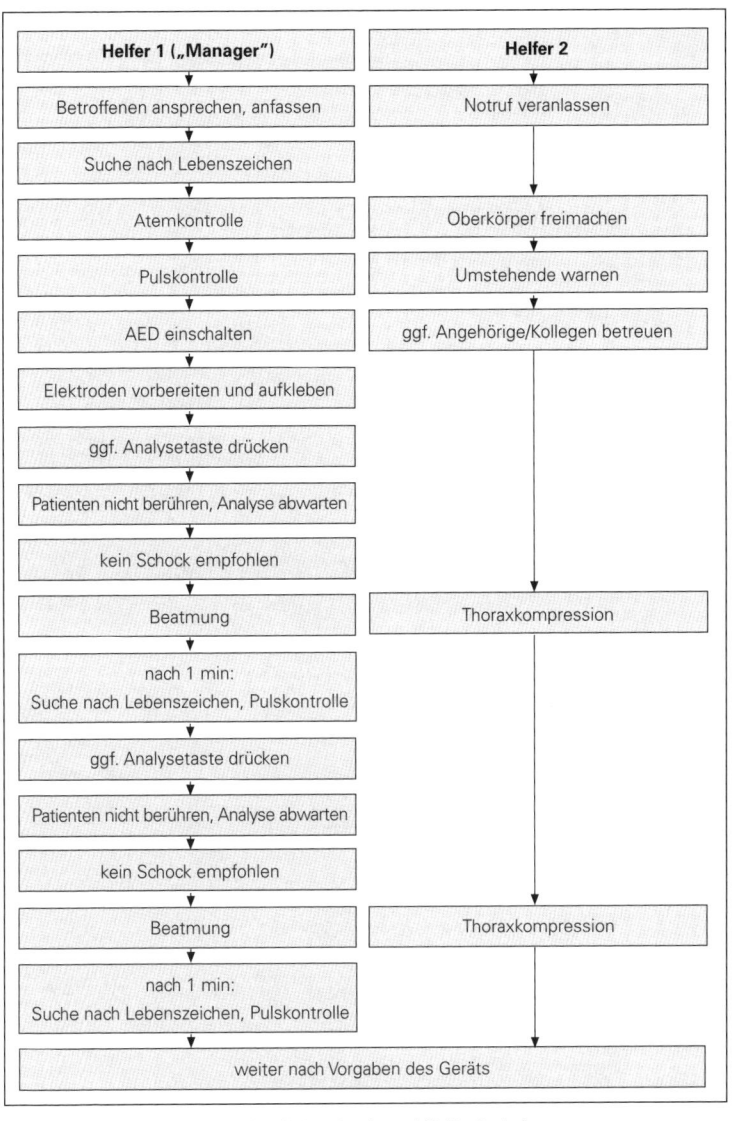

Helfer 1 („Manager")	Helfer 2
Betroffenen ansprechen, anfassen	Notruf veranlassen
Suche nach Lebenszeichen	
Atemkontrolle	Oberkörper freimachen
Pulskontrolle	Umstehende warnen
AED einschalten	ggf. Angehörige/Kollegen betreuen
Elektroden vorbereiten und aufkleben	
ggf. Analysetaste drücken	
Patienten nicht berühren, Analyse abwarten	
kein Schock empfohlen	
Beatmung	Thoraxkompression
nach 1 min: Suche nach Lebenszeichen, Pulskontrolle	
ggf. Analysetaste drücken	
Patienten nicht berühren, Analyse abwarten	
kein Schock empfohlen	
Beatmung	Thoraxkompression
nach 1 min: Suche nach Lebenszeichen, Pulskontrolle	
weiter nach Vorgaben des Geräts	

Abb. 10: Ablaufschema Frühdefibrillation durch zwei Helfer (Laien)
- kein defibrillationswürdiger Rhythmus

6 Forderungen

M. Gruner

Die effektivste Form der Behandlung eines Kammerflimmerns ist die Defibrillation. Leider fällt die Wahrscheinlichkeit einer erfolgreichen Defibrillation nach wenigen Minuten stark ab. Die Überlebenswahrscheinlichkeit sinkt pro Minute um rund zehn Prozent. Bisher war es dem Rettungsdienstpersonal vorbehalten, Patienten zu defibrillieren. Seit März 2000 ist es auch dem Laien mit einer besonderen Ausbildung gestattet, die Frühdefibrillation mit speziellen Geräten durchzuführen. Dadurch kann die Überlebenschance - also die Chance, dass der Patient später selbstständig das Krankenhaus verlässt - von gegenwärtig ca. 2 - 5% auf etwa 20 - 30% gesteigert werden, eventuell sogar darüber!

Überlebenswahrscheinlichkeit

Aber nicht nur die Installation der AED-Geräte an öffentlichen Plätzen muss das Ziel sein, sondern auch die Ausbildung von Laien in den Reanimationsmaßnahmen. Eine Finanzierung der Erste-Hilfe-Ausbildung durch die Bundesregierung ist hier genauso gefordert wie ein größeres und attraktiveres Angebot von Schulungsmaßnah-

Laienausbildung

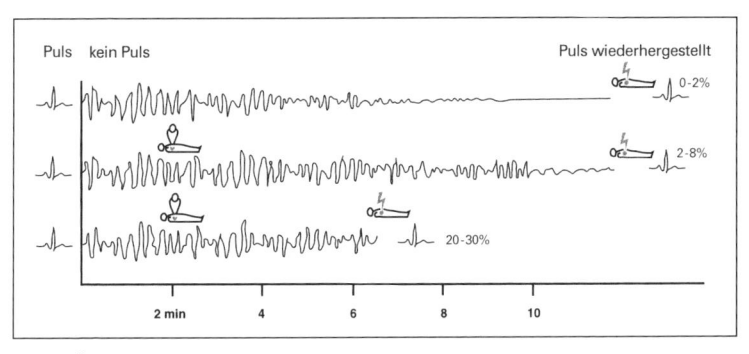

Abb. 1: Überlebenschance

men durch die Hilfsorganisationen. Innerhalb von drei Jahren mussten alle Jets der amerikanischen Fluglinien mit AED-Geräten ausgerüstet sein. Dagegen sind in der Bundesrepublik Deutschland fast unbemerkt die Fördermittel für die Erste-Hilfe-Ausbildung gestrichen worden. Auch weiterhin gehört Deutschland zu den ganz wenigen Ländern der Welt, in denen die Erste-Hilfe-Ausbildung in den Schulen nicht vorgeschrieben ist. Aus diesen Vorüberlegungen lassen sich verschiedene Forderungen ableiten:

Fördermittel

Forderungen

- vermehrte Ausbildung der Bevölkerung in der Reanimation, denn ausgebildete Laienhelfer müssen mit der Herz-Lungen-Wiederbelebung die Zeit bis zum Eintreffen des Rettungsdienstes überbrücken
- Einbindung der Erste-Hilfe- und der AED-Ausbildung in die Lehrpläne der Schulen
- Einrichtung von Schulsanitätsdiensten, um Kinder und Jugendliche frühzeitig an die Erste Hilfe heranzuführen (positive Motivation)
- bundesweite und flächendeckende Ausbildung von Laienhelfern in der Ersten Hilfe und der Reanimation im Rahmen der Führerscheinausbildung, verpflichtende Wiederholungslehrgänge alle drei Jahre auf der Basis von Erste-Hilfe-Trainingsseminaren
- Integration der Frühdefibrillation in die Laienausbildung
- Aufnahme der AED-Schulung in die Rahmenlehrpläne der Hilfsorganisationen zur Helferausbildung
- Aufnahme und standardisierte Ausstattung der Helferinnen und Helfer in den Hilfsorganisationen mit AED-Geräten bei der Betreuung von Veranstaltungen (Sanitätsdienste)
- Schaffung von First-Responder- oder Helfer-vor-Ort-Systemen um mit einer adäquaten Ausbildung und Ausstattung der eingesetzten Helfer eine schnelle me-

dizinische Grundversorgung der Bevölkerung zu erreichen
- Installation von AED-Geräten auf allen Plätzen mit Publikumsverkehr: überall, wo eine große Zahl von erwachsenen Personen versammelt ist (z.B. Banken, Bürohäuser, Sportstätten, Messen, Veranstaltungsräume und U-Bahn-Stationen) sollte ein AED-Gerät in wenigen Gehminuten erreichbar sein *(Installation von AED's)*
- Ausstattung der Betriebshelfer und -sanitäter mit AED´s und entsprechende AED-Schulung
- Aufnahme und Einbindung der AED-Ausbildung in das Lehrgangsangebot der Berufsgenossenschaften und der Unfallversicherungsträger mit finanzieller Rückfinanzierung für die Hilfsorganisationen
- Festschreibung der Ausstattung von Krankentransportwagen mit AED-Geräten in die DIN
- Aufnahme und Integration der AED-Schulung in das Lehrgangsangebot der rettungsdienstlichen Fachausbildung *(Lehrgangsangebot)*
- ein preisgünstigeres Angebot an AED-Geräten auf dem Markt - Geräte dürfen nicht mehr als 1000 Euro kosten.

> *Als Ziel sollten wir uns der Anforderung stellen, AED-Geräte genauso wie Feuerlöscher zu verteilen und auch zugänglich zu machen. Hier gilt das Verhältnis der Mittel, „denn keiner schafft die Feuerlöscher ab, nur weil es nicht brennt".*

Durch diese Forderungen wird aber auch klar, dass eine reine „Hardwarelösung" auf die Dauer unbefriedigend und nicht machbar ist. Auch eine „Softwarelösung" (Ausbildung der Laienhelfer) muss überdacht und letztlich auch umgesetzt werden. Hier sind die Hilfsorganisatio- *(Ausbildung der Laienhelfer)*

Lösungsmodelle

nen und die Bundesregierung aufgefordert neue interessante und finanzierbare Lösungen anzubieten und zu installieren. Nicht zuletzt die praxisnahe und motivierende Erste-Hilfe-Ausbildung durch die Hilfsorganisationen trägt ihren Teil zur Hilfeleistung bei. Hier muss und soll der Laie im Mittelpunkt stehen und nicht durch „Horror-Szenarien" in der Ausbildung verschreckt werden. Eine einfach strukturierte, nachvollziehbare und an der Welt der Teilnehmer orientierte Ausbildung ist hier gefordert. Auch die Ausbildung in den lebensrettenden Sofortmaßnahmen ist keine Pflichtübung der Hilfsorganisationen, sondern die Kür eines jeden Ausbilders, in der maßgeblich die Weichen für die Hilfsbereitschaft innerhalb der Bevölkerung gestellt werden.

Anhang

Bundesarbeitsgemeinschaft Erste Hilfe

18. Juni 2001
ersetzt die Erstfassung vom 29.03.2000

Gemeinsame Grundsätze zur Frühdefibrillation durch Laien

Grundlagen

Mit geschätzten 100.000 Fällen jährlich stellt der plötzliche Herztod in Deutschland die häufigste Todesursache außerhalb von Krankenhäusern dar. Etwa 40 bis 50% der Patienten, bei denen vom Rettungsdienst ein Reanimationsversuch vorgenommen wird, weisen bei der ersten Rhythmusregistrierung Kammerflimmern bzw. pulslose ventriculäre Tachycardie auf. Bei 10 bis 20% der Patienten liegt primär eine pulslose elektrische Aktivität vor, die restlichen Patienten sind asystolisch.
„Die einzig wirksame Behandlung im Rahmen der Reanimation stellt die Defibrillation dar. Je früher die Defibrillation erfolgt, desto größer ist die Wahrscheinlichkeit des Überlebens ohne bleibende körperliche Schäden. Jede Minute ohne wirksame Reanimation reduziert die Überlebenswahrscheinlichkeit um 10 Prozent." (Deutscher Beirat für Erste Hilfe und Wiederbelebung - German Resuscitation Council).
Ersthelfer, die nicht über einen Defibrillator verfügen, sollen sofort den Rettungsdienst alarmieren („früher Notruf") und möglichst bald bzw. gleichzeitig mit den

Basismaßnahmen der Wiederbelebung beginnen. Eindeutig bessere Überlebenschancen haben Patienten mit einem plötzlichen Herzstillstand, wenn die Defibrillation unmittelbar nach Eintritt des Ereignisses durchgeführt und durch qualifiziertes Personal um die erweiterten Maßnahmen der Herz-Lungen-Wiederbelebung (Intubation, Infusion, Medikation etc.) ergänzt werden. Hier werden Überlebensraten von nahezu 30% beschrieben.
Da die Eintreffzeit des Rettungsdienstes nicht ohne erheblichen finanziellen Aufwand verkürzt werden kann, sollen die Maßnahmen der Frühdefibrillation auch von darin ausgebildetem nichtärztlichen Personal durchführbar sein. Die Industrie trägt dieser Forderung Rechnung, indem halbautomatische externe Defibrillatoren (automated external defibrillator = AED) entwickelt wurden. Diese Geräte verfügen über ein Analysesystem, welches das EKG des Patienten auswertet und bei Kammerflimmern und pulsloser ventriculärer Tachycardie eine Defibrillation empfiehlt. Der eigentliche Stromstoß muss durch den Anwender mittels Knopfdruck ausgelöst werden.
Der europäische Wiederbelebungsbeirat (ERC) unterstützt nachdrücklich das Konzept der Frühdefibrillation innerhalb der Überlebenskette. Er führt hierzu aus: „Um das Ziel der Frühdefibrillation zu erreichen, ist es unerlässlich, nicht-ärztlichem Personal die Defibrillation unter bestimmten Bedingungen zu erlauben. Der wissenschaftliche und klinische Beweis spricht mit überwältigenden Daten für diese Strategie."
Die Bundesärzte der in der Bundesarbeitsgemeinschaft Erste Hilfe zusammenarbeitenden Hilfsorganisation sprechen sich dafür aus, Ausbildungskonzepte zur Frühdefibrillation durch Laien zu entwickeln und diese zu erproben. Die Frühdefibrillation wird hierbei als ein Glied der Überlebenskette verstanden, in der die Basismaßnahmen wie Atemspende und Herzdruckmassage, aber auch die erweiterten Maßnahmen wie Intubation und medikamen-

töse Reanimation ihre unverzichtbare Berechtigung haben und entsprechende Aufmerksamkeit in der Aus- und Fortbildung erfordern. Trotz der einfachen Bedienung der neuen Generation der automatischen Defibrillatoren ist eine verantwortliche Qualifizierung und Überwachung der Lehrkräfte und der mit den Geräten ausgestatteten Erst- bzw. Sanitätshelfer zwingend erforderlich. Die Defibrillation durch Laien ersetzt nicht die Aufgaben des Rettungsdienstes. Sie verkürzt die Zeitspanne zwischen Auftreten des Kammerflimmerns und der Defibrillation und erhöht dadurch die Überlebenswahrscheinlichkeit. Bei jedem Einsatz des AED ist zeitgleich der Rettungsdienst zu alarmieren.

Rahmenbedingungen und Mindestanforderungen

1. Ärztliche Fachaufsicht

Die Aus- und Fortbildung in der Defibrillation mit halbautomatischen Geräten muss unter ärztlicher Verantwortung erfolgen.

Anforderungen an den ärztlich Verantwortlichen:
- Notarzt mit mindestens dreijähriger Einsatzerfahrung und regelmäßigem Einsatz im Notarztdienst oder intensivmedizinisch erfahrene(r) Arzt/Ärztin
- Erfahrungen in der Durchführung notfallmedizinischer Aus- und Fortbildungsmaßnahmen
- Eingehende Kenntnisse der Empfehlung für die Wiederbelebung des „Deutschen Beirates für Erste Hilfe und Wiederbelebung - German Resuscitation Council" bei der Bundesärztekammer
- Kenntnis der nachfolgenden Rahmenbedingungen

Aufgaben des ärztlichen Verantwortlichen:
- Überwachung der Aus- und Fortbildung
- Kontrolle und Nachbereitung jedes Einsatzes eines Defibrillators durch Nicht-Ärzte
- Regelmäßige Berichterstattung an den Träger des Aus- und Fortbildungsprogramms

2. Aus- und Fortbildung von Ersthelfern in Frühdefibrillation

Die Ausbildung muss (gemäß § 22 Abs. 1 Satz 3 Medizinproduktegesetz) neben den Maßnahmen der kardiopulmonalen Reanimation die Gewähr für eine sachgerechte Handlung des automatisierten externen Defibrillators bieten. Der Ersthelfer muss durch den Hersteller des Gerätes oder durch eine nach § 5 Abs. 1, Medizinproduktebetreiberverordnung vom Betreiber beauftragte Person unter Berücksichtigung der Gebrauchsanweisung in die sachgerechte Handhabung des automatisierten externen Defibrillators eingewiesen sein. (s. Anlage 1)

Teilnahmevoraussetzung:
- Teilnahme an einem Erste-Hilfe-Lehrgang und/oder Erste-Hilfe-Training innerhalb der letzten 12 Monate
- Mindestalter: 18 Jahre

Teilnehmerzahl:
- 8 - 10 Personen

Umfang:
- Mindestens 7 Unterrichtsstunden

Inhalt:
- Diagnostik/Indikation
- Algorithmen

- Reanimationstraining ohne Hilfsmittel
- Geräteeinweisung nach MPG
- Training mit halbautomatischen externen Defibrillatoren (AED)
- Auswertung und Dokumentation von Einsätzen
- Lernzielkontrolle

Auffrischung:
- Vier Unterrichtsstunden
- Mindestens einmal jährlich

3. Aus- und Fortbildung von Sanitätshelfern der Hilfsorganisationen

Sanitätshelfer mit kontinuierlicher Fortbildung, insbesondere Reanimationstraining, werden entsprechend der Einsatzbedürfnisse ergänzend ausgebildet, u.a. in der Reanimation mit Hilfsmitteln und der Reanimation im Team.

4. Aus- und Fortbildung der Lehrkräfte

Voraussetzungen:
- Rettungssanitäter mit kontinuierlicher Fortbildung
- Lehrkraft gemäß „Gemeinsame Grundsätze zur Aus- und Fortbildung von Lehrkräften" mit gültiger Lehrberechtigung/gültigem Lehrschein

Inhalt:
- Einweisung ins Lehrprogramm inkl. Autorisierung nach Medizinproduktegesetz (MPG)
- 16 Unterrichtsstunden

Auffrischung:
- Vier Unterrichtsstunden
- Mindestens einmal jährlich

5. Dokumentation und Zertifizierung

Die Aus- und Fortbildungen werden zertifiziert und bei den ausbildenden Stellen dokumentiert.

6. Spezifische Geräteanforderungen
- Sprachaufzeichnungsmöglichkeit (Voicerecorder)
- Auswertemöglichkeit nach „Utstein-Style"
- EKG-Display ist nicht erforderlich

7. Algorithmen

7.1 Frühdefibrillation durch einen Ersthelfer mit sofort verfügbarem AED

1. Auffinden einer regungslosen Person
2. Diagnostischer Block
3. Notruf so früh wie möglich veranlassen
4. Keine Atmung, kein Puls > Kreislaufstillstand festgestellt
5. Gerät einschalten (mit Sprachaufzeichnung)
6. Weiter nach Anweisung des Gerätes

7.2 Frühdefibrillation durch zwei Ersthelfer mit sofort verfügbarem AED

1. Auffinden einer regungslosen Person
2. 1. Helfer: Diagnostischer Block / 2. Helfer: Notruf
3. Keine Atmung, kein Puls > Kreislaufstillstand festgestellt
4. Gerät einschalten (mit Sprachaufzeichnung)
5. Weiter nach Anweisung des Gerätes

7.3 Frühdefibrillation durch zwei Ersthelfer mit nicht sofort verfügbarem AED

1. Auffinden einer regungslosen Person
2. 1. Helfer: Diagnostischer Block / 2. Helfer: Notruf und Gerät herbeiholen
3. Keine Atmung, kein Puls > Kreislaufstillstand festgestellt
4. Herz-Lungen-Wiederbelebung bis zum Eintreffen des 2. Helfers
5. Gerät einschalten (mit Sprachaufzeichnung)
6. Weiter nach Anweisung des Gerätes

Literatur

Arntz HR, Kanz KG (1996) Elektroschockbehandlung durch Ersthelfer als Bestandteil lebensrettender Sofortmaßnahmen bei plötzlichem Herz-Kreislauf-Stillstand (so genannte Frühdefibrillation). Handbuch Brandschutz, 33. Erg.-Lfg. 8/96

Ballier R (2001) Rot, gelb, blau oder grau? AED´s im Vergleich. Rettungsdienst 24:28-30

Bundesarbeitsgemeinschaft Erste Hilfe (2001) Gemeinsame Grundsätze zur Frühdefibrillation in der Fassung vom 18.06.2001

Bundesärztekammer (Hrsg.) (2001) Empfehlungen der Bundesärztekammer zur Defibrillation mit automatisierten externen Defibrillatoren (AED) durch Laien. Notfall Rettungsmed. 4:217

Bundesärztekammer (Hrsg.) (2001) Stellungnahme der Bundesärztekammer zur ärztlichen Verantwortung für die Aus- und Fortbildung von Nichtärzten in der Frühdefibrillation. Notfall Rettungsmed. 4:217

Cansell A (1998) Wirksamkeit und Sicherheit der Impulskurven bei transthorakaler Defibrillation. Notfall und Rettungsmed. 1:372-380

Cansell A (2000) Wirksamkeit und Sicherheit neuer Impulskurvenformen bei transthorakaler Defibrillation. Notfall Rettungsmed. 3:458-474

Gesetz über Medizinprodukte (Medizinproduktegesetz - MPG) vom 2. August 1994 (BGBl. I S.1963), geändert durch das erste Gesetz zur Änderung des Medizinproduktegesetz (1. MPG-ÄndG) vom 6. August 1998 (BGBl. I S.2005)

ILCOR (Hrsg.) (2000) Adult Basic Life Support. Circulation 201 (Suppl. 1):22-59

Kindler M, Menke W (1998) Medizinproduktegesetz - MPG, 4. Aufl. ecomed, Landsberg

Lippert H (2000) Lehrbuch Anatomie, 5. Aufl. Urban & Fischer, München, Wien, Baltimore

Muggenthaler KH, Vergeiner G, Furtwängler W (2000) Plötzlicher Herztod. Notfall Rettungsmed. 3:357-359

Physio-Control (Hrsg.) (1991) Defibrillation - Was Sie wissen sollten, 3. Aufl. Physio-Control Corporation

Schäffler A, Schmidt S (1996) Mensch, Körper, Krankheit, 2. Aufl. Jungjohann, Neckarsulm

Schiebler TH, Schmidt W, Zilles K (1999) Anatomie, 8. Aufl. Springer, Berlin, Heidelberg, New York

Schmidt RF (Hrsg.) (1995) Physiologie des Menschen, 26. Aufl. Springer, Berlin, Heidelberg, New York

Schneider T u.a. (1998) Neue Aspekte der elektrischen Defibrillation. Anästhesist 47:320-329

Silbernagl S, Despopoulos A (1991) Taschenatlas der Physiologie, 4. Aufl. Thieme, Stuttgart

Silbernagl S, Lang F (1998) Taschenatlas der Pathophysiologie, Thieme, Stuttgart

Thews G, Mutschler E, Vaupel P (1991) Anatomie, Physiologie, Pathophysiologie des Menschen, 4. Aufl. Wissenschaftliche Verlagsgesellschaft, Stuttgart

Tries R (1999) Frühdefibrillation aus juristischer Sicht. Rettungsdienst 22:342-344

Tries R (2001) Frühdefibrillation kinderleicht? Rettungsdienst 24:1005

Trübenbach T, Enke K, Lipp R (2000) LPN - Lehrbuch für präklinische Notfallmedizin, Bd. 1, 2. Aufl. Stumpf & Kossendey, Edewecht, Wien

Wolcke B, Brachlow J, Dick W (2000) Biphasische Defibrillation. Notfall Rettungsmed. 3:104-106

Abbildungsnachweis

Bruker Medical Cardio GmbH
Hertzstraße 26
76275 Ettlingen
Kap. 3 Abb. 8

Dräger Medizintechnik GmbH
Moislinger Allee 53 - 55
23542 Lübeck
Kap. 3 Abb. 6

Bernhard Gliwitzky
Mathias Hirsch
Lehranstalt für Rettungsdienst
des DRK-Landesverbandes
Rheinland-Pfalz
Bauerngasse 7
55116 Mainz
Kap. 5 Abb. 2 - 4

Laerdal Medical GmbH & Co.
Am Loferfeld 56
81249 München
Kap. 3 Abb. 7

Physio-Control
Gutenbergring 19
35463 Fernwald
Kap. 2 Abb. 8; Kap. 3 Abb. 9

Mathias Wosczyna
Grafik-Designer
Postfach 32 24
53619 Rheinbreitbach
Kap. 1 Abb. 2 - 7; Kap. 3 Abb. 2

Weitere Vorlagen

Cummins RO (Hrsg.) (1987)
Textbook of Advanced Cardiac
Life Support, 2nd ed., AHA,
Dallas/Texas *(Kap. 3 Abb. 4)*